Orthopedische casuïstiek

Orthopedische casuïstiek

Onderzoek en behandeling van elleboog en onderarm

Redactie:
Koos van Nugteren
Dos Winkel

Met bijdragen van:
Roger van Riet
Matthias Vanhees
Tom Roeling
Didi van Paridon-Edauw
Willeke Trompers

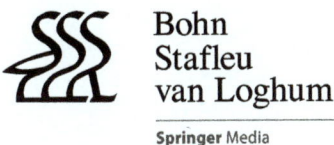

Bohn
Stafleu
van Loghum

Springer Media

Houten 2011

© 2011 Bohn Stafleu van Loghum, onderdeel van Springer Media

Alle rechten voorbehouden. Niets uit deze uitgave mag worden verveelvoudigd, opgeslagen in een geautomatiseerd gegevensbestand, of openbaar gemaakt, in enige vorm of op enige wijze, hetzij elektronisch, mechanisch, door fotokopieën of opnamen, hetzij op enige andere manier, zonder voorafgaande schriftelijke toestemming van de uitgever.

Voor zover het maken van kopieën uit deze uitgave is toegestaan op grond van artikel 16b Auteurswet j° het Besluit van 20 juni 1974, Stb. 351, zoals gewijzigd bij het Besluit van 23 augustus 1985, Stb. 471 en artikel 17 Auteurswet, dient men de daarvoor wettelijk verschuldigde vergoedingen te voldoen aan de Stichting Reprorecht (Postbus 3051, 2130 KB Hoofddorp). Voor het overnemen van (een) gedeelte(n) uit deze uitgave in bloemlezingen, readers en andere compilatiewerken (artikel 16 Auteurswet) dient men zich tot de uitgever te wenden.

Samensteller(s) en uitgever zijn zich volledig bewust van hun taak een betrouwbare uitgave te verzorgen. Niettemin kunnen zij geen aansprakelijkheid aanvaarden voor drukfouten en andere onjuistheden die eventueel in deze uitgave voorkomen.

ISBN 978 90 313 8848 6
NUR 894

Ontwerp omslag: A-Graphic, Anita Amptmeijer, Apeldoorn
Ontwerp binnenwerk: TEFF (www.teff.nl)
Automatische opmaak: PrePress Media Groep, Zeist

Bohn Stafleu van Loghum
Het Spoor 2
Postbus 246
3990 GA Houten

www.bsl.nl

Inhoud

	Lijst van auteurs	1
	Verwijzingen naar eerder verschenen *Orthopedische casuïstiek*	3
	Inleiding *Koos van Nugteren*	5
	Anatomie	5
	Articulatio cubiti	9
	Kapsel en ligamenten	10
	Stabiliteit	13
	Instabiliteit	13
	De stijve elleboog	14
	Literatuur	15
1	**Pijn aan de mediale zijde van de elleboog bij een 15-jarige veelbelovende tennisser** *Roger van Riet*	17
	Inspectie en algemene palpatie	17
	Functieonderzoek	17
	Specifieke palpatie	18
	Therapie	20
	Literatuur	22
2	**Rechtszijdige laterale elleboogpijn en linkszijdige mediale elleboogpijn bij een 45-jarige caissière** *Koos van Nugteren*	23
	Inspectie en algemene palpatie	23
	Functieonderzoek	23

	Specifieke palpatie	24
	Therapie	24
	Literatuur	26
3	**Pijn aan de dorsoradiale zijde van de onderarm, vlak boven de pols, ontstaan na een roeiwedstrijd**	**27**
	Koos van Nugteren en Willeke Trompers	
	Inspectie	27
	Algemene palpatie	28
	Functieonderzoek	28
	Specifieke palpatie	28
	Therapie	29
	Literatuur	30
3a	**Addendum: het intersectiesyndroom**	**31**
	Willeke Trompers	
	Inleiding	31
	Etiologie	32
	Symptomatologie	33
	Differentiaaldiagnostiek	34
	Beeldvorming	35
	Therapie	36
	Preventie	36
	Literatuur	37
4	**Geleidelijk toenemende pijn in de rechteronderarm tijdens motorracen**	**39**
	Koos van Nugteren	
	Inspectie en algemene palpatie	39
	Functieonderzoek	39
	Specifieke palpatie	39
	Therapie	40
4a	**Addendum: het compartimentsyndroom van de onderarm**	**41**
	Koos van Nugteren	
	Inleiding	41
	Acuut compartimentsyndroom	41
	Chronisch compartimentsyndroom	42
	Symptomatologie van het chronisch compartimentsyndroom	42
	Risicofactoren	43

	Onderarm	43
	Therapie	44
	Literatuur	45
5	**Geleidelijk ontstane laterale elleboogpijn met uitstraling naar de onderarm, bij een 43-jarige vrouw**	**47**
	Roger van Riet	
	Inspectie en algemene palpatie	47
	Functieonderzoek	47
	Specifieke palpatie	48
	Therapie	48
	Literatuur	51
6	**Geleidelijk ontstane paresthesieën ter hoogte van de hypothenar bij een 26-jarige man**	**53**
	Dos Winkel	
	Inspectie	54
	Functieonderzoek	54
	Therapie	55
	Literatuur	56
6a	**Compressieneuropathie van de n. ulnaris**	**57**
	Tom Roeling	
	Inleiding	57
	De anatomie van de n. ulnaris	57
	Compressie van n. ulnaris: de plaats bepaalt de uitval	65
	Literatuur	66
7	**Acute pijn aan de anterieure zijde van de elleboog bij een 45-jarige man, ontstaan tijdens het tillen van een kist**	**67**
	Roger van Riet	
	Inspectie	67
	Functieonderzoek	68
	Specifieke palpatie	68
	Therapie	69
	Literatuur	72

8	**Toenemende pijn en beperking in de elleboog binnen tien minuten na een val van de mountainbike**	**73**
	Roger van Riet	
	Inspectie	73
	Algemene palpatie	73
	Functieonderzoek	73
	Specifieke palpatie	74
	Therapie	76
9	**Spontaan gezwollen elleboog bij een gezonde 49-jarige man**	**79**
	Roger van Riet	
	Inspectie	79
	Algemene palpatie	79
	Functieonderzoek	79
	Specifieke palpatie	80
	Therapie	81
10	**Pijn aan de dorsale zijde van de elleboog bij een 48-jarige man, spontaan ontstaan in één nacht**	**83**
	Koos van Nugteren	
	Inspectie	84
	Algemene palpatie	84
	Functieonderzoek	84
	Specifieke palpatie	84
	Therapie	84
11	**Sinds acht maanden bestaande zwelling ter hoogte van het olecranon, ontstaan tijdens het slaan met een zware hamer**	**87**
	Roger van Riet	
	Inspectie	87
	Algemene palpatie	87
	Functieonderzoek	88
	Specifieke palpatie	88
	Therapie	89

12	**Toenemende bewegingsbeperking van beide ellebogen bij een 20-jarige vrouw die twee maanden voordien een ernstig verkeersongeluk had met hersenletsel**	**91**
	Dos Winkel	
	Inspectie	91
	Functieonderzoek	91
	Palpatie	92
	Literatuur	92
12a	**Addendum: myositis ossificans**	**93**
	Koos van Nugteren	
	Inleiding	93
	Myositis ossificans	94
	Diagnostiek en behandeling	95
	Therapie	96
	Literatuur	97
13	**Persisterende pijn en bewegingsbeperking, een jaar na een gecompliceerde elleboogfractuur**	**99**
	Roger van Riet	
	Inspectie	100
	Algemene palpatie	100
	Functieonderzoek	100
	Palpatie	100
	Therapie	101
13a	**De totale elleboogprothese**	**103**
	Matthias Vanhees en Roger van Riet	
	Inleiding	103
	De evolutie van de elleboogprothese	104
	Verschillende typen prothesen	105
	Indicaties	106
	Resultaten	107
	Complicaties	108
	Conclusie	109
	Literatuur	109

14	**Een zeer actieve 12-jarige tennisser met progressieve elleboogpijn** *Dos Winkel*	**113**
	Inspectie	113
	Palpatie	113
	Functieonderzoek	113
	Therapie	115
	Literatuur	115
14a	**Addendum: osteochondritis (osteochondrosis) dissecans van de elleboog** *Koos van Nugteren*	**117**
	Inleiding	117
	Beeldvorming	118
	De elleboog	118
	Literatuur	121
15	**Wisselende pijn, zwelling en bewegingsbeperking van de elleboog bij een 54-jarige man** *Didi van Paridon-Edauw en Dos Winkel*	**123**
	Therapie	124

Bijlage I — **127**
Functieonderzoek van de elleboog — 127

Bijlage II — **129**
Specifieke tests voor de elleboog — 129

Bijlage III — **133**
Excentrische spierversterking en rekkingsoefeningen bij een tenniselleboog — 133

Bijlage IV — **135**
Excentrische spierversterking en rekkingsoefeningen bij een golferselleboog — 135

Bijlage V — **137**
Innervatie van de huid van de arm — 137

Register — **141**

Lijst van auteurs

Koos van Nugteren, fysiotherapeut in een particuliere praktijk te Nijmegen. Specialisatie: orthopedische aandoeningen.

Didi van Paridon-Edauw, fysiotherapeut in een eigen praktijk te Schoten, België. President van de International Academy of Orthopaedic Medicine (IAOM).

Prof. dr. Roger van Riet, orthopedisch chirurg,[*] specialisatie: elleboogchirurgie; verbonden aan het AZ Monica te Deurne en de Université Libre de Bruxelles, Brussel, België.

Dr. Tom Roeling, anatoom, werkzaam in het UMC Utrecht, afdeling Anatomie, divisie heelkundige specialismen.

Drs. Willeke Trompers, bewegingswetenschapper, werkzaam in het UMC St Radboud te Nijmegen.

Dr. Matthias Vanhees, assistent in opleiding tot orthopedisch chirurg, Universiteit van Antwerpen en Research Fellow, Mayo Clinic, orthopedic biomechanics laboratory, Rochester MN, Verenigde Staten.

Dos Winkel, orthopedisch fysiotherapeut. Oprichter van de International Academy of Orthopaedic Medicine, waarvan hij van 1978 tot maart 2005 president was.

---

[*] *Met speciale dank aan prof. dr. Roger van Riet: hij heeft naast patiëntencasuïstiek veel fotomateriaal ter beschikking gesteld. Zonder zijn inbreng was dit boek in de huidige vorm niet mogelijk geweest. Meer informatie over elleboogchirurgie en postoperatieve revalidatie is te vinden in het boek* Schouder- en elleboogrevalidatie *(2011) van Roger van Riet en Olivier Verborgt.*

Verwijzingen naar eerder verschenen
Orthopedische casuïstiek

Soms wordt in het boek verwezen naar reeds eerder verschenen patiëntencasuïstiek. Deze casuïstiek staat in de online vakbibliotheek van Bohn Stafleu van Loghum en is via internet te raadplegen door abonnees van *Orthopedische casuïstiek*.

Nadere informatie hierover is te vinden op de website van:
- de uitgever: www.bsl.nl en www.oc.bsl.nl
- de redactie van *Orthopedische casuïstiek*: www.orthopedischecasuistiek.nl

Inleiding

Koos van Nugteren

De elleboog verbindt de bovenarm met de onderarm. Buiging van de arm zorgt ervoor dat we de hand in de richting van het hoofd en de schouder kunnen bewegen. Activiteiten als eten, haren kammen en tandenpoetsen zouden onmogelijk zijn zonder de scharnierfunctie van de elleboog. Naast buigen en strekken van de arm maakt de bouw van de elleboog het mogelijk de onderarm en hand naar binnen (pronatie) en naar buiten (supinatie) te draaien.

Anatomie

Humerus

De trochlea* humeri vormt de gewrichtskop van de articulatio humero-ulnaris. De vorm ervan lijkt op die van een diabolo: smal in het midden en breed aan de zijkanten (figuur 0-1). Lateraal van de trochlea bevindt zich het capitulum humeri (figuur 0-3): dit is de gewrichtskop die articuleert met de radius. De trochlea humeri en het capitulum humeri staan naar ventraal gericht ten opzichte van de humerusschacht. De gemiddelde hoek hiermee bedraagt circa 30° (figuur 0-4).

Ulna

Aan de proximale zijde van de ulna bevindt zich het olecranon; dit opvallende deel van de ulna vertoont gelijkenissen met de patella; het lijkt alsof de patella van de elleboog aan de ulna is vastgegroeid (figuur 0-1 en 0-2). Een ronde uitsparing in de voorzijde van het olecranon, de zogeheten incisura trochlearis**, vormt de gewrichtskom voor het humero-ulnaire gewricht: deze gewrichtskom wordt niet overal bedekt met kraakbeen; verschillende variaties in kraakbeenbedekking zijn mogelijk. Niet zelden

---

*   Trochlea = rolvormige structuur.
** Incisura = insnijding, uitsparing, inkerving.

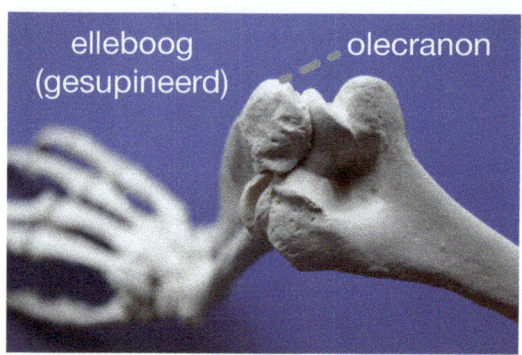 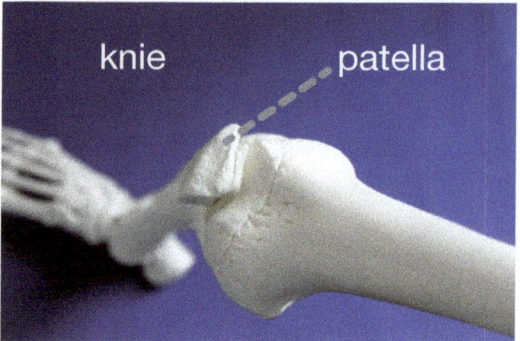

Figuur 0-1 en 0-2
De vorm van de trochlea lijkt op die van een diabolo: smal in het midden en breed aan de zijkanten. Zijwaartse afglijding van de ulna is daardoor vrijwel onmogelijk.
De elleboog vertoont duidelijk gelijkenissen met de knie; het lijkt alsof de 'patella' van de elleboog (het olecranon) aan de ulna is vastgegroeid.

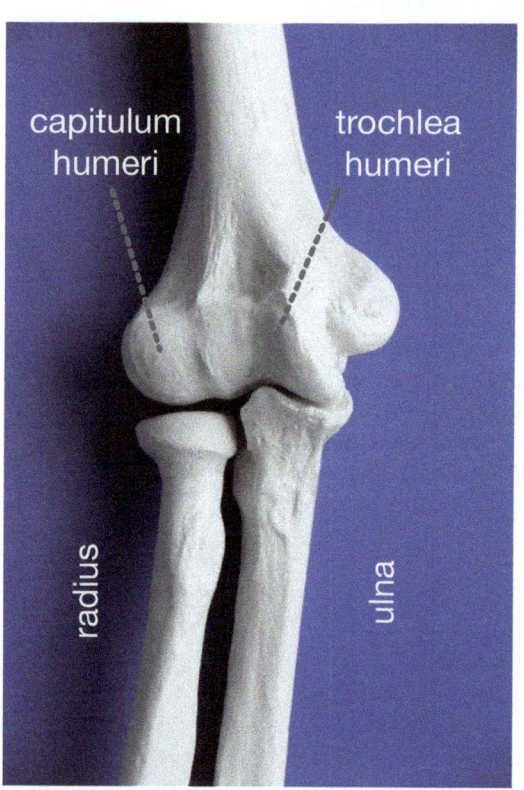 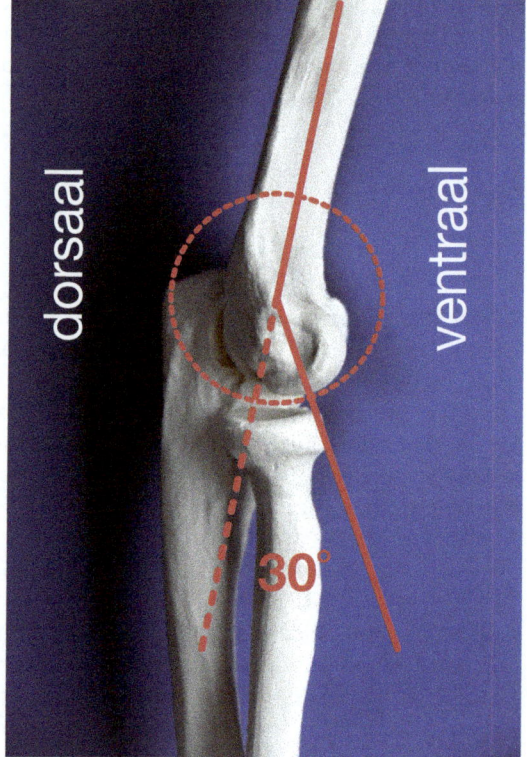

Figuur 0-3 en 0-4
Lateraal van de trochlea bevindt zich het capitulum humeri: dit is de gewrichtskop die articuleert met de radius. De trochlea humeri en het capitulum humeri staan naar ventraal gericht ten opzichte van de humerusschacht. De gemiddelde hoek hiermee bedraagt circa 30°. De articulatio humeroradialis is goed zichtbaar.

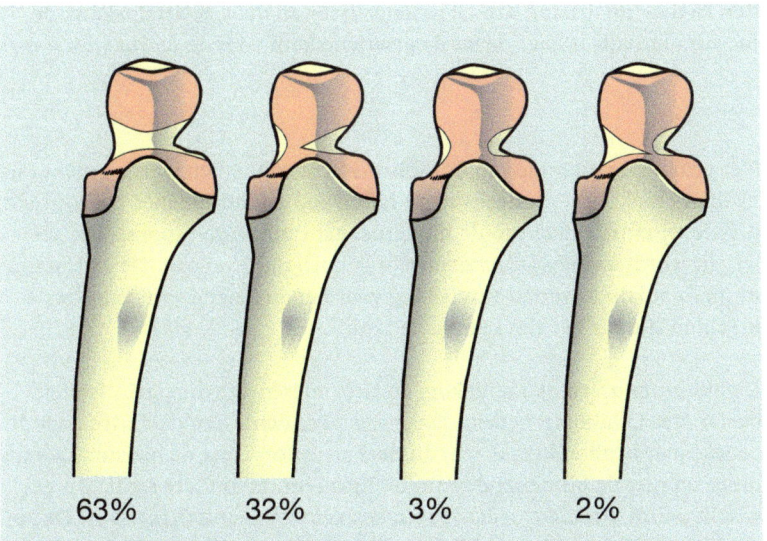

Figuur 0-5
De gewrichtskom van de ulna wordt niet overal bedekt met kraakbeen; verschillende variaties in kraakbeenbedekking zijn mogelijk (naar Van Glabbeek en Clockaerts[1]).

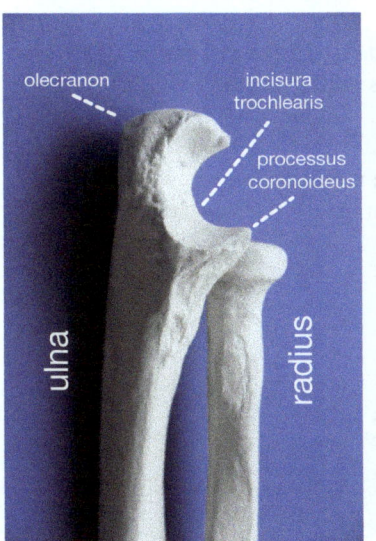
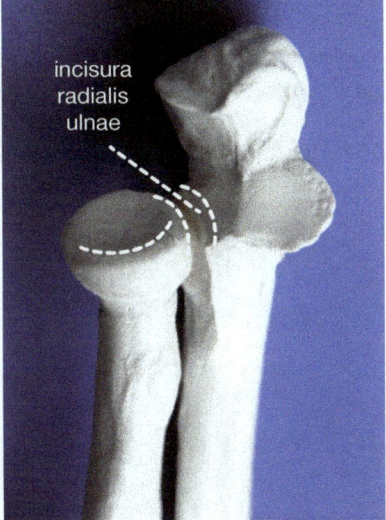

Figuur 0-6
De proximale en distale 'uiteinden' van de gewrichtskom van de ulna steken enigszins uit.

Figuur 0-7
Een uitsparing aan de radiale zijde van de ulna, de incisura radialis ulnae, vormt de gewrichtskom voor de convexe rand van de radiuskop. Het proximale uiteinde van de radius is concaaf.

wordt op beeldvormende opnamen (MRI!) een dergelijke onderbreking in de kraakbeenbedekking aangetroffen en foutief geïnterpreteerd als kraakbeenschade *(figuur 0-5)*.

De proximale en distale 'uiteinden' van de gewrichtskom steken enigszins uit *(figuur 0-6)*. Het distale uiteinde, de processus coronoideus*, breekt daardoor gemakkelijk af tijdens een luxatie van de elleboog.[1]

Processus coronoideus

---

* *Coronoideus = kroonvormig.*

Een tweede uitsparing aan de radiale zijde van deze gewrichtskom, de incisura radialis ulnae, vormt de gewrichtskom voor de radius *(figuur 0-7)*.

Radius

Articulatio humero-radialis

Het proximale uiteinde van de radius is licht concaaf en wordt bedekt met hyalien kraakbeen: dit deel van de radiuskop articuleert met het convexe distale en radiale deel van de humerus, het capitulum humeri. Dit gewricht wordt *articulatio humeroradialis* genoemd *(figuur 0-4)*. De articulatio humeroradialis is vooral van belang voor het opvangen van compressiekrachten tijdens het steunen op de arm.

Articulatio radio-ulnaris

De buitenrand van de radiuskop, de circumferentia articularis, is niet overal met kraakbeen bedekt. Ongeveer twee derde van de omtrek wordt bedekt met hyalien kraakbeen; dit deel articuleert met de incisura radialis ulnae en met de binnenzijde van het ligamentum anulare radii. Dit gewricht wordt *articulatio radio-ulnarisproximalis* genoemd *(figuur 0-7)*. De articulatio radio-ulnaris proximalis verzorgt samen met de articulatio radio-ulnaris distalis de pro- en supinatiebewegingen van de onderarm.

Tuberositas radii

Op de overgang van het collum naar de schacht van de radius ligt aan de mediale voorzijde de ovale tuberositas radii *(figuur 0-8)*; hier insereert het grootste deel van de m. biceps brachii.

Collum radii

Het collum radii en de schacht van de radius staan niet evenwijdig aan elkaar maar hebben een schuine oriëntatie die tegenovergesteld is aan de

Figuur 0-8
De rechter radius: ventraal aanzicht van het proximale uiteinde.

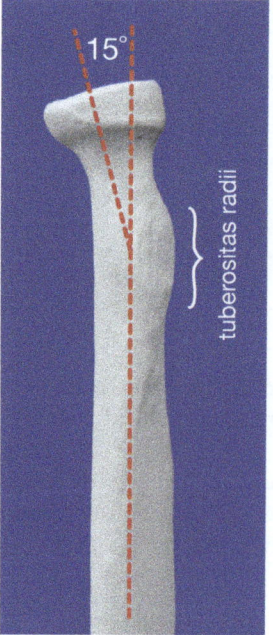

stand van de tuberositas radii.[2] Hun onderlinge hoek bedraagt circa 15° (*figuur 0-8*).

Articulatio cubiti

Het elleboogggewricht, de articulatio cubiti, is een samengesteld gewricht waarin drie botstukken met elkaar articuleren: de humerus, de ulna en de radius.[3] De gewrichten die door deze botstukken worden gevormd zijn:
- articulatio humero-ulnaris;
- articulatio humeroradialis;
- articulatio radio-ulnaris.

De articulatio humero-ulnaris functioneert voornamelijk als een scharniergewricht: de kop wordt gevormd door de trochlea humeri. De kom wordt gevormd door de incisura trochlearis van de ulna. Deze laatste past perfect in de diabolovormige kop van de humerus. De vorm van kop en kom maakt zijwaartse afglijding van de ulna ten opzichte van de humerus vrijwel onmogelijk. Een dergelijke stabiliteit, bewerkstelligd door de vorm van de gewrichtsoppervlakken, wordt vormsluiting genoemd.

Articulatio humero-ulnaris

De articulatio humero-ulnaris laat in geringe mate bewegingen toe in abductie- en adductierichting. Verder zijn er kleine rotatoire bewegingen mogelijk.[1] In dit opzicht wijkt dit gewricht dus af van een perfect scharniergewricht.

Als de elleboog gestrekt is, staat de ulna in lichte abductie; deze valgusstand bedraagt ongeveer 168° en is fysiologisch.[3]

Valgusstand

Mobiliteit

De belangrijkste bewegingen die in de elleboog kunnen plaatsvinden zijn:
- flexie – extensie;
- pronatie – supinatie.

Bij maximale flexie in de articulatio humero-ulnaris bedraagt de hoek tussen boven- en onderarm circa 35°.

Flexie

De mate van extensie varieert sterk per persoon: bij mannen bedraagt de hoek tussen boven- en onderarm bij maximale extensie circa 175°. Overstrekking tot −10° komt echter vrij veel voor, vooral bij vrouwen.

Extensie

Gemiddeld bedraagt de maximale pronatie circa 85° en supinatie 80°.

Pronatie en supinatie

Voor de meeste dagelijkse bezigheden is een maximale bewegingsuitslag niet nodig; als de arm in de elleboog een hoek kan maken tussen 30 en 130° (flexie-extensie) en een pro-supinatiebeweging van 50° in beide richtingen,[1,4] dan zijn de meeste dagelijkse functies goed uitvoerbaar.

Tijdens steunen op de arm wordt het lichaamsgewicht zowel door radius als ulna gedragen. De radius draagt daarbij iets meer dan de ulna (57%).[5]

Steunen

Als de arm in valguspositie staat en/of de onderarm geproneerd is, dan wordt het aandeel van de radius groter. Ook bij aanspanning van de m. biceps brachii, die zijn insertie heeft aan de radius, neemt de compressie op het radiohumerale gewricht toe.[1]

Kapsel en ligamenten

De drie ellebooggewrichten worden omgeven door één gewrichtskapsel dat ruim genoeg is om alle bewegingen toe te laten. Het kapsel is het meest ontspannen bij een flexie van circa 70°. Patiënten met inflammatie van het gewrichtskapsel houden dan ook de elleboog het liefst in 70° flexie.

Het kapsel wordt vooral aan de ventrale zijde versterkt door ligamentair weefsel. Het is dus beter te spreken van een kapselbandapparaat. Inklemming van het gewrichtskapsel in het gewricht tijdens flexie en extensie van de arm wordt voorkomen door spiervezels die in het kapsel uitstralen vanuit de m. brachialis en m. triceps.[1]

De beide epicondylen van de humerus zijn extracapsulair gelegen.

Voorste kapsel

Bij volledige extensie staat het voorste kapsel volledig op spanning; in deze positie voorkomt het voorste kapsel behalve hyperextensie ook een valgus- en varusstand. Een soortgelijk mechanisme kent de knie ook, maar hier voorkomt het *achterste* kapsel hyperextensie van de knie en valgus-varuslaxiteit.

Wanneer de elleboog gebogen is, is het voorste kapsel slap. Valgus- en varusstand van de elleboog worden dan voorkomen door respectievelijk het ligamentum collaterale ulnare en radiale. Het testen van een ulnair en radiaal collateraal ligament dient dus te gebeuren met een licht gebogen elleboog.

Mediale ligamenten

Ligamentum collaterale mediale Het ligamentum collaterale mediale (*figuur 0-9*) is gelokaliseerd aan de mediale zijde van de elleboog en bestaat uit drie delen; een voorste, achterste en transversaal deel. Het voorste deel staat gespannen bij een gestrekte arm, het achterste bij een gebogen arm. Tijdens flexie van de arm staat steeds een ander deel van het ulnaire collaterale ligament gespannen. De functie van het voorste en achterste deel is het voorkomen van een valguspositie.

Het *transversale* deel van het ligament heeft geen verbinding met de humerus en heeft dus ook geen duidelijk stabiliserende functie.

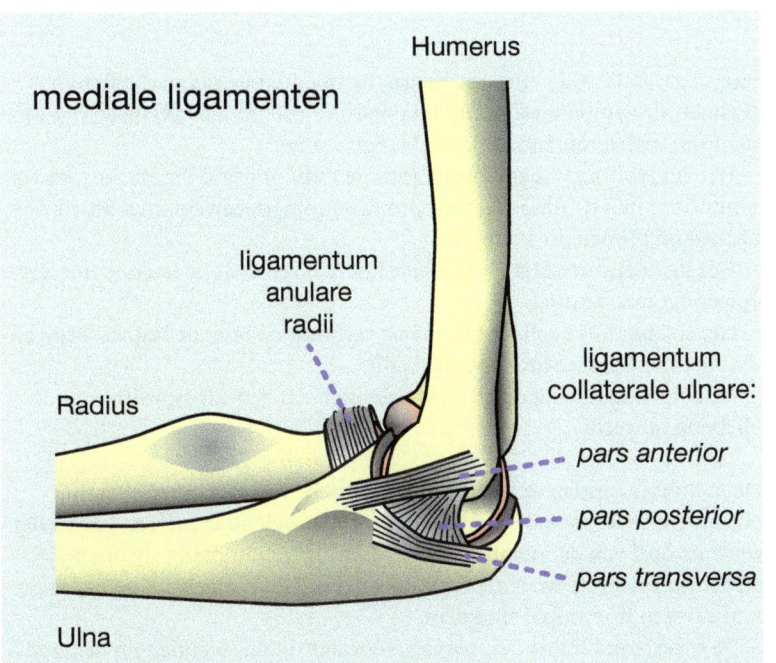

Figuur 0-9
Mediale collaterale ligamenten en het ligamentum anulare radii.

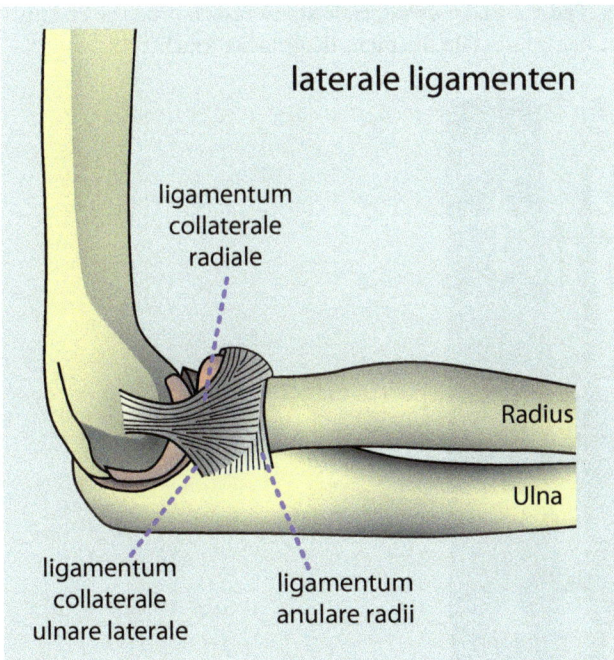

Figuur 0-10
Laterale ligamenten.

Laterale ligamenten

Aan de laterale zijde zijn drie aparte ligamenten te onderscheiden: het ligamentum anulare radii, het ligamentum collaterale radiale en het ligamentum collaterale ulnare laterale (*figuur 0-10*).

Ligamentum anulare radii
Het ringvormige ligamentum anulare radii omvat de radiuskop en verbindt deze met de ulna. Tijdens pro- en supinatiebewegingen draait de radiuskop binnen dit ligament.

Ligamentum collaterale ulnare laterale
Het ligamentum collaterale *ulnare* laterale verbindt de laterale humerusepicondyl met de ulna.

Ligamentum collaterale radiale
Het ligamentum collaterale *radiale* verbindt de laterale humerusepicondyl met het ligamentum anulare radii.

De beide laterale ligamenten voorkomen dat een varuspositie van de elleboog optreedt.

De membrana interossea verbindt de schacht van radius en ulna met elkaar. De term 'membraan' is eigenlijk niet helemaal correct: vooral het centrale deel van de membrana interossea is een duidelijk ligamentaire structuur die grote krachten kan opvangen. Het is eigenlijk beter te spreken van een interossaal ligament.

De membrana interossea zorgt ervoor dat tijdens steunen op de hand krachten beter worden verdeeld over beide beenderen:[6] tijdens steunen op de hand draagt de radius namelijk via de membrana interossea gewicht over op de ulna (*figuur 0-11*). In de neutrale stand tussen pronatie en supinatie ondergaat het interossale ligament de grootste krachten.[7,8]

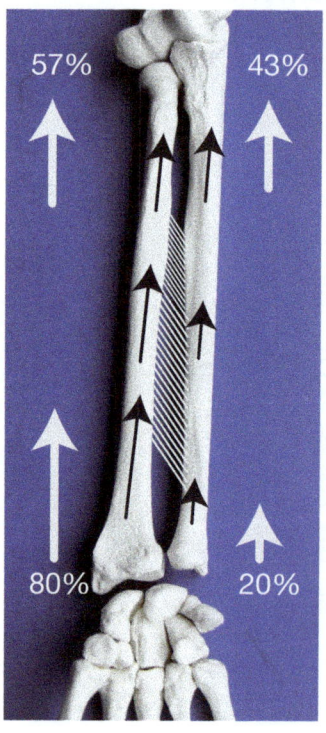

Figuur 0-11
Axiale krachten worden van de radius via de membrana interossea overgedragen op de ulna.[5]

Behalve overdracht van gewicht van radius op ulna voorkomt het interossale ligament dat de radius en ulna uit elkaar worden getrokken.[7,9] Vooral de proximale en distale radio-ulnaire gewrichten worden hierdoor beschermd.

Ten slotte voorkomt de juiste verdeling van krachten dat de radius gaat buigen bij extreem hoge axiale belasting,[7] zoals tijdens turnoefeningen op de brug.

Stabiliteit

Passieve stabiliteit

De *passieve* stabiliteit van de elleboog wordt verzorgd door de specifieke vorm van de articulatio humero-ulnaris en de hiervoor vermelde ligamenten.

Vormsluiting en ligamenten

Actieve stabiliteit

De *actieve* stabiliteit wordt verzorgd door de over de elleboog verlopende musculatuur. De belangrijkste flexoren en extensoren van de arm, de m. brachialis en de m. triceps, zorgen ervoor dat de ulna stevig tegen de humerus wordt aangedrukt.

Varus- en valguskrachten worden voor een deel opgevangen door de over de elleboog verlopende onderarmmusculatuur.

De pols- en vingerflexoren hebben een origo op de *mediale* epicondyl en stabiliseren daarmee de elleboog tegen valguskrachten. De m. flexor carpi ulnaris is door zijn ligging het meest geschikt om valgisering van de arm tegen te gaan. Het aandeel van de m. pronator teres is gering.[10]

Valgus- en varusstabiliteit

De pols- en vingerextensoren hebben een origo op de *laterale* epicondyl en stabiliseren de elleboog tegen varuskrachten. De m. extensor carpi ulnaris is door zijn ligging het meest geschikt om varisering van de arm tegen te gaan.

Instabiliteit

Instabiliteit van de elleboog kan *acuut* ontstaan door een ligamentletsel of botletsel, of *geleidelijk* door chronische overbelasting van ligamenten.

Een mediaal ligamentletsel wordt veroorzaakt door een valgustrauma, terwijl een lateraal ligamentletsel ontstaat door een varustrauma. Ook *luxatie* van de elleboog is een belangrijke oorzaak van ligamentletsels. Luxatie van de elleboog ontstaat meestal door een val op de hand.

Trauma met ligamentletsel

De elleboog haalt een deel van de stabiliteit uit de pasvorm van de beenderen. Een kleine fractuur van een stabiliserend botdeel, zoals de processus coronoideus, kan gemakkelijk leiden tot een instabiel gewricht.

Trauma met botletsel

Chronische overbelasting van ligamenten

Bij werp- en racketsporten ontstaan grote valguskrachten op de elleboog met als gevolg daarvan overbelasting met laxiteit van de *mediale* ligamenten. Als ook de over de elleboog verlopende musculatuur het gewricht onvoldoende kan stabiliseren, ontstaan instabiliteit en pijn aan de mediale zijde van het gewricht.

Bij het bovenhands tillen van voorwerpen ontstaan varuskrachten op het ellebooggewricht. Als dit frequent gebeurt dan kan dit op lange termijn in principe laxiteit van de laterale ligamenten veroorzaken met als gevolg instabiliteit en pijn.

Posterolaterale rotatoire instabiliteit

Een bijzondere vorm van instabiliteit is de posterolaterale rotatoire instabiliteit. Het betreft een instabiliteit van de radius ten opzichte van het capitulum humeri; de radius subluxeert hierbij gemakkelijk naar posterior.

De stabiliteitstesten voor de elleboog zijn te vinden in *bijlage II*.

De stijve elleboog

Als tegenhanger van de instabiele elleboog bestaat ook de 'stijve' elleboog (stiff elbow);[3] meer dan andere gewrichten is de elleboog gevoelig voor mobiliteitsverlies na een trauma en/of operatie. Niet zelden ontstaan definitieve flexie- en extensiecontracturen. Het is daarbij vaak moeilijk om de exacte oorzaak van het probleem te achterhalen.

Enkele mogelijke oorzaken van de stijve elleboog:
– inflammatoire capsulitis, door irritatie, trauma of reumatisch;
– septische artritis;
– te strakke huid (door littekens of brandwonden);
– te strak kapsel en ligamenten na langdurige immobilisatie;
– ossificatie van weke delen rondom het ellebooggewricht;
– het aanwezig zijn van een botbrug tussen de articulerende gewrichtsdelen;
– verkorting van musculatuur, bijvoorbeeld door spasticiteit;
– een combinatie van voorgaande punten.

Therapie

De therapie van de stijve elleboog is afhankelijk van de mate van bewegingsbeperking en de oorzaak ervan. In het algemeen zal men eerst proberen de elleboog oefentherapeutisch te mobiliseren. Speciale (nacht)spalken kunnen het mobiliseren van de elleboog ondersteunen.

Manipulatie onder narcose veroorzaakt soms schade aan de omringende structuren en wordt dan ook liever niet toegepast. Als conservatief beleid niet helpt, kan men overwegen (opnieuw) te opereren.

Literatuur

1 Omer Matthijs, Paridon-Edauw Didi van, Winkel Dos. Manuele therapie van de perifere gewrichten, deel 2. Houten/Mechelen: Bohn Stafleu Van Loghum, 2002.
2 Lohman AHM. Vorm en beweging. 9e druk. Houten/Diegem: Bohn Stafleu Van Loghum, 2000.
3 Eygendaal Denise. The elbow. The treatment of basic elbow pathology. Nieuwegein: Arko Sports Media, 2009.
4 Morrey BF, An KN. Stability of the elbow: osseous constraints. J Shoulder Elbow Surg 2005 Jan-Feb;14(1 Suppl S):174S-178S.
5 Soubeyrand M, Lafont C, De Georges R, Dumontier C. [Traumatic pathology of antibrachial interosseous membrane of forearm.] Chir Main 2007 Dec; 26(6):255-77.
6 Manson TT, Pfaeffle HJ, Herdon JH, Tomaino MM, Fischer KJ. Forearm rotation alters interosseous ligament strain distribution. J Hand Surg Am 2000 Nov;25(6):1058-63.
7 Pfaeffle HJ, Stabile KJ, Li ZM, Tomaino MM. Reconstruction of the interosseous ligament restores normal forearm compressive load transfer in cadavers. J Hand Surg Am 2005 Mar;30(2):319-25.
8 Pfaeffle HJ, Fischer KJ, Manson TT, Tomaino MM, Woo SL, Herndon JH. Role of the forearm interosseous ligament: is it more than just longitudinal load transfer? J Hand Surg Am 2000 Jul;25(4):683-8.
9 Halls AA, Travill A. Transmission of pressures across the elbow joint. Anat Rec 1964 Nov;150:243-7.
10 Lin F, Kohli N, Perlmutter S, Lim D, Nuber GW, Makhsous M. Muscle contribution to elbow joint valgus stability. J Shoulder Elbow Surg 2007 Nov-Dec;16(6):795-802.

1 Pijn aan de mediale zijde van de elleboog bij een 15-jarige veelbelovende tennisser

Roger van Riet

Een 15-jarige rechtshandige student tenniste al sinds zijn kinderjaren. De laatste jaren speelde hij op hoog niveau en nam zelfs deel aan internationale toernooien. Vrijwel dagelijks stond hij op de tennisbaan om te trainen.

Na een zeer intensieve training ontstond pijn aan de mediale zijde van zijn rechterelleboog. De pijn hield een dag aan en verdween vervolgens weer. Als hij weer ging trainen, kwam de pijn echter terug. Na een week voelde hij ook *tijdens* de trainingen pijn, aanvankelijk alleen bij de opslag, maar later ook tijdens het slaan van een forehand.

Dit hinderde hem zodanig dat hij besloot twee weken te stoppen met trainen en advies te vragen aan een sportfysiotherapeut. Deze vond een gevoelige mediale epicondyl, vermoedde overbelasting van een gewrichtsband en gaf patiënt spierversterkende oefeningen. Toen de tiener na twee weken weer begon met tennissen, leek het aanvankelijk goed te gaan, maar na een aantal krachtige smashes ontstond hetzelfde probleem.

Zes weken na het begin van de klachten bezoekt deze veelbelovende tennisser de orthopeed (RvR).

Status praesens

Patiënt heeft enkele dagen niet getennist en voelt nu in rust geen pijn meer.

Inspectie en algemene palpatie

Geen bijzonderheden.

Functieonderzoek

– mobiliteit: normaal (extensie 0°, flexie 140°, pronatie 80°, supinatie 80°); actieve en passieve bewegingen zijn pijnvrij;
– stabiliteit: valgustest: gevoelig aan de mediale zijde van de elleboog;

- weerstandstesten:
  - alle krachttesten van de elleboog tonen normale kracht en zijn niet pijnlijk;
  - weerstandstest tegen palmairflexie van de pols toont normale kracht maar met milde pijn;
- specifieke testen *(zie bijlage II)*:
  - moving valgus stresstest: stabiel;
  - milking-test: stabiel;
  - pivot shift test: negatief;
  - posterior drawer test (achterste schuiflade):* negatief.

Specifieke palpatie

Er is sprake van een gevoelige mediale epicondyl. Bij het vastnemen en anteroposterieur bewegen van de mediale condyl ontstaat er een voor patiënt herkenbare pijn.

Interpretatie Als bij een intensief sportende tiener klachten ontstaan in het bewegingsapparaat, dient men altijd rekening te houden met overbelasting van het nog niet uitgegroeide skelet. Rond gewrichten en bij band- of peesaanhechtingen bevinden zich vaak relatief kwetsbare groeischijven en apofysen. Overbelasting of letsels hiervan dient men altijd in de differentiaaldiagnose te betrekken. Meestal worden tijdens specifieke palpatie drukpijn en kloppijn op het bot gevonden. De apofysen in het bot zijn op 15-jarige leeftijd meestal kwetsbaarder dan de insererende pezen of banden.

Soms, maar niet altijd, toont de röntgenfoto fragmentatie van botkernen in de groeischijf of verbreding van de groeischijf, omdat deze enigszins uit elkaar is getrokken.

Diagnostisch kan men hier denken aan een apophysitis medialis, een mediaal ligamentletsel of een epicondylitis medialis.

Gezien de vrij jonge leeftijd van de patiënt is de apophysitis medialis het meest waarschijnlijk.

Aanvullend onderzoek

Er worden röntgenfoto's van de elleboog gemaakt.

De voor-achterwaartse röntgenfoto toont verbreding van de groeischijf van de mediale epicondyl *(figuur 1-1)*. De groeischijven van de radiuskop en de laterale epicondyl zijn ook zichtbaar en laten geen afwijkingen zien.

De laterale opname toont geen bijzondere afwijkingen; wel zijn de groeischijven van het olecranon en de radiuskop duidelijk zichtbaar *(figuur 1-2)*.

---

* *Tijdens de posterior drawer test transleert de onderzoeker de radius manueel naar dorsaal. De patiënt ligt hierbij op de rug. De geëleveerde arm is geflecteerd en gesupineerd in de elleboog.*

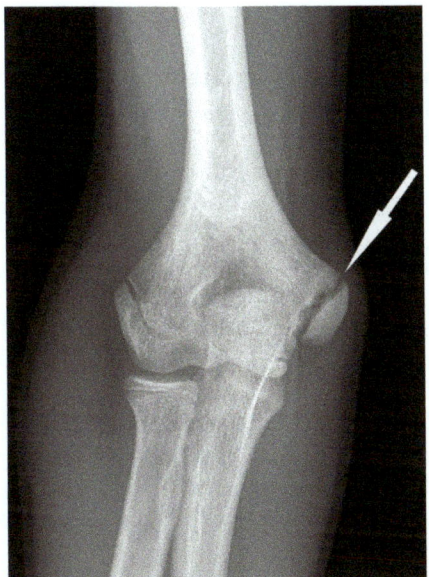

Figuur 1-1
De voor-achterwaartse röntgenfoto toont verbreding van de groeischijf van de mediale condyl. De groeischijven van de radiuskop en de laterale epicondyl zijn ook zichtbaar en laten geen afwijkingen zien.

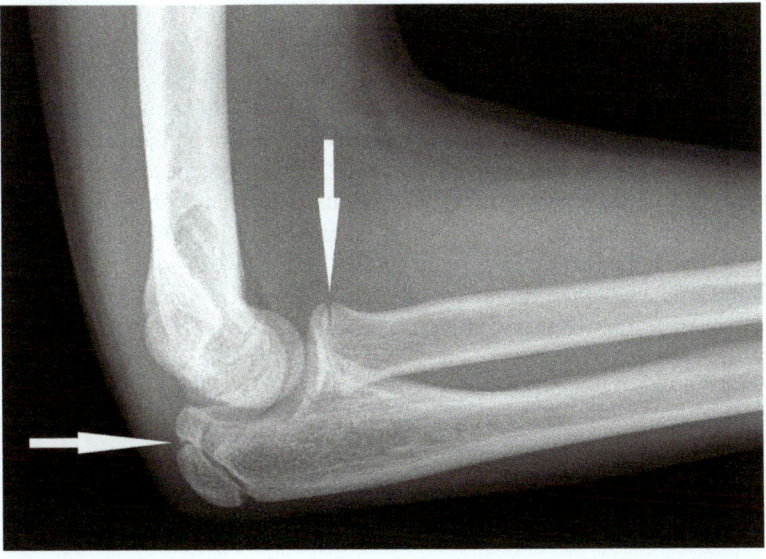

Figuur 1-2
De laterale opname toont geen bijzondere afwijkingen; wel zijn de groeischijven van het olecranon en de radiuskop duidelijk zichtbaar.

Diagnose

Apophysitis medialis

Therapie

De behandeling van een apophysitis medialis is conservatief. Rust, ijs en ontstekingsremmende maatregelen zijn aangewezen. Er wordt een proprioceptieve taping voorgesteld tijdens de training. De aandoening is zelflimiterend, maar versterking van de flexor-pronatorgroep is aangewezen om recidief te voorkomen.

Alleen als er sprake is van een duidelijke dislocatie van de mediale epicondyl (> 2 mm) bij een acute avulsiefractuur,[1] zijn operatieve repositie en fixatie aangewezen. Dit is zeer zeldzaam en in principe is de behandeling dan ook altijd conservatief.

Follow-up Na zes weken was er nog een milde pijn na zware belastingen. De trainingen verliepen pijnvrij. Na acht weken speelde de patiënt weer zijn eerste wedstrijd, nu zonder problemen. Helaas was er een kleine terugval na drie maanden, een dag na een zwaar toernooi, maar de symptomen verdwenen met enkele dagen rust.

Bespreking

Apophysitis medialis wordt veroorzaakt door een overbelasting van de groeischijf van de mediale epicondyl. In het geval van deze patiënt was tennis de uitlokkende factor. Het is belangrijk de aandoening te herkennen en rust in acht te nemen. De sporthervatting kan het best gebeuren onder begeleiding van een fysiotherapeut met een goede sportspecifieke kennis. Van groot belang is extreme valgusstress tijdens de training te vermijden, aangezien hierbij grote trekkrachten op de apofyse optreden door tractie aan het mediale ligamentaire complex. Een goede spierkracht van de flexor-pronatorgroep is nodig om de mediale ligamenten en daarmee ook de apofyse te ontlasten. De pezen van de flexor-pronatorgroep zijn nauw met elkaar verweven. Een deel van de gezamenlijke pees (het deel dat wordt toegeschreven aan de m. pronator teres) hecht proximaal van de groeischijf aan. Eerst wordt dan ook gestart met versterking van de m. pronator teres. Later mogen ook de flexoren van de pols progressief worden belast.

Honkbal In de Verenigde Staten komt overbelasting van de elleboog veel voor onder jongeren die honkballen (baseball) of softballen, aangezien hierbij krachtig moet worden geworpen; tijdens een worp kan extreme valgusstress op de elleboog ontstaan, vooral als de techniek niet optimaal is. Dit resulteert in trekbelasting van mediale stucturen en compressie van laterale structuren met vaak overbelasting als gevolg. Dergelijke blessures worden in de Verenigde Staten 'little league elbow'* genoemd.

* *League = competitie.*

> In Nederland en België wordt overbelasting van de elleboog meer gezien bij racketsporters, volleyballers, handbalspelers en turners.[2] Hier gebruikt men vaak de term 'werperselleboog'.
> De little league elbow ofwel werperselleboog wordt bij tieners vaak veroorzaakt door de hier beschreven apofysitis.

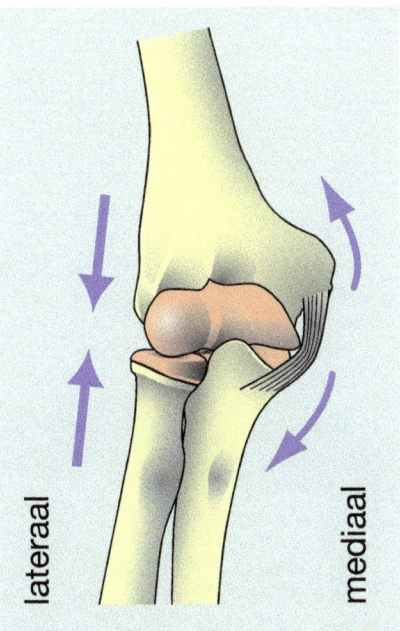

Figuur 1-3
Valgusstress resulteert in trekbelastingen van mediale structuren in de elleboog en compressie van laterale structuren.

De diagnose apofysitis werd bij deze patiënt gesteld op basis van het klinisch onderzoek en de technische onderzoeken. Het betreft een duidelijke, inspanningsgebonden pijn aan de mediale zijde van de elleboog. Bij klinisch onderzoek is er een normale stabiliteit van de elleboog. Stress op de mediale epicondyl veroorzaakt de typische pijn.

Op circa 20-jarige leeftijd is het skelet uitgegroeid; de apofysen zijn dan gefuseerd met de rest van het bot. Op volwassen leeftijd kan men de hier beschreven apofysitis dus niet meer krijgen. Overmatige trekbelasting van ulnaire structuren in de elleboog zullen dan eerder leiden tot letsel van het ligamentum collaterale ulnare (*figuur 0-9*).

Literatuur

1 Osbahr DC, Chalmers PN, Frank JS, Williams RJ 3rd, Widmann RF, Green DW. Acute avulsion fractures of the medial epicondyle while throwing in youth baseball players: A variant of Little League elbow. J Shoulder Elbow Surg 2010 Aug 5.
2 Visser JD, Heeg M. Een consult kinderorthopedie. Borstwand en bovenste extremiteit. Groningen: Van Denderen, 2007.

2 Rechtszijdige laterale elleboogpijn en linkszijdige mediale elleboogpijn bij een 45-jarige caissière

Koos van Nugteren

Geleidelijk ontstond pijn aan de laterale zijde van de rechterelleboog bij een 45-jarige caissière van een supermarkt. Zij voelde de pijn als zij zware voorwerpen bovenhands moest tillen. Zij probeerde dan ook om de vele boodschappen, die zij voortdurend van de ene kant van de kassa naar de andere kant moest tillen, onderhands vast te pakken. Hierdoor kon zij haar werkzaamheden toch blijven verrichten.

Een halfjaar later ontstond echter ook pijn aan de *mediale* zijde van de voorheen klachtenvrije *linker*elleboog. Deze pijn voelde zij voornamelijk als zij zware voorwerpen *onderhands* moest vastpakken. Aangezien zij bang was dat zij haar werkzaamheden moest stopzetten, bezocht zij de huisarts. Deze injecteerde de beide pijnlijke plekken met een corticosteroïd, wat in eerste instantie goed hielp. Drie weken later keerde de pijn echter terug en was zelfs heviger dan voorheen. Nu stuurde de huisarts haar naar de fysiotherapeut.

Status praesens

In rust heeft patiënte geen pijn. Pijn ontstaat – voor beide ellebogen – bij het hanteren van zware voorwerpen.
Er zijn geen neurologische symptomen.

Inspectie en algemene palpatie

Geen bijzonderheden; er is geen sprake van warmte of zwelling ter plaatse van de pijn.

Functieonderzoek

Rechts:
– De mobiliteit van de elleboog is normaal.

- Alle weerstandstesten van de elleboog zijn *niet* pijnlijk en er is *geen* krachtsverlies.
- Extensie van pols en vingers tegen weerstand provoceert herkenbare pijn.
- Radiaalabductie van de hand tegen weerstand is – in mindere mate – ook pijnlijk.
- Krachtig knijpen met de hand provoceert pijn aan de *laterale* zijde van de elleboog.

Links:
- De mobiliteit van de elleboog is normaal.
- Alle weerstandstesten van de elleboog zijn *niet* pijnlijk en er is *geen* krachtsverlies.
- Flexie van pols en vingers tegen weerstand provoceert herkenbare pijn.
- Pronatie tegen weerstand provoceert in lichte mate pijn.
- Krachtig knijpen met de hand provoceert pijn aan de *mediale* zijde van de elleboog. Hierdoor is de kracht iets verminderd.

Interpretatie   Het verhaal en het functieonderzoek wijzen op een klassieke tenniselleboog rechts en een golferselleboog links. Deze aandoeningen worden ook wel epicondylitis lateralis en medialis genoemd. De term epicondy*litis* is eigenlijk niet juist, omdat bij een chronische tenniselleboog/golferselleboog geen inflammatoir proces optreedt. Beter is het te spreken van een epicondylose.

Specifieke palpatie

Er is herkenbare drukpijn op de epicondylus lateralis van de rechterelleboog en op de epicondylus medialis van de linkerelleboog.

> **Diagnose**
>
> Tenniselleboog rechts en golferselleboog links

Therapie

Fysiotherapie bestaat uit excentrisch uitgevoerde krachttraining teneinde de belastbaarheid van de aangedane pees te vergroten. Vermoedelijk 'ervaart' de tenocyt* tijdens krachttraining mechanische prikkels, wat de aanmaak en afbraak van collagene vezels verhoogt. Hierbij ontstaat gezond peesweefsel en wordt de belastbaarheid groter.[1]

---

*   Tenocyt = peescel.

Excentrisch spierversterken verdient lichte voorkeur boven 'excentrisch en concentrisch', omdat bij excentrisch spierversterken *meer* kracht kan worden gegenereerd met *minder* inspanning.

Enige pijn tijdens het oefenen moet worden geaccepteerd. De spierversterkende oefeningen kunnen worden afgewisseld met rekoefeningen.

Patiënte krijgt voor beide ellebogen huiswerkoefeningen *(zie bijlage III en IV)*; zij moet minimaal tweemaal daags oefenen. Zij krijgt hiervoor kleine haltertjes ofwel dumbbells mee naar huis en begint met anderhalve kilo. Als de oefeningen gemakkelijk en zonder pijn kunnen worden uitgevoerd, ruilt zij de dumbbells om voor zwaardere. Het oefenprogramma duurt zowel voor de laterale als de mediale epicondylose drie maanden en is te vinden in *bijlage III en IV*.

De eerste twee weken heeft patiënte meer pijn. Daarna vermindert de pijn van de golfersarm vrij snel. Een maand na het begin van de behandeling zijn de symptomen van de golfersarm zelfs vrijwel verdwenen.

Follow-up

De tennisarm duurt langer: zes weken na het begin van de behandeling kan zij met 3 kg oefenen. Drie maanden na aanvang is zij – ook wat betreft de tennisarm – klachtenvrij.

Bespreking

De tenniselleboog en de – minder frequent voorkomende – golferselleboog worden beide gekenmerkt door een degeneratief beeld van de pezen van respectievelijk de polsextensoren en -flexoren ter plaatse van hun origo aan de epicondylus lateralis en medialis. Deze vorm van degeneratie wordt ook wel tendinose (geen tendinitis) genoemd. Beide aandoeningen ontstaan eerder bij personen die voortdurend licht belaste repeterende werkzaamheden moeten doen. Fysiotherapie bestaat uit krachttraining; meestal is de patiënt na drie maanden klachtenvrij.[2,3,4]

Op korte termijn kunnen corticosteroïden een wonderbaarlijk goed resultaat opleveren, op lange termijn valt het resultaat echter vaak tegen.[5,6] Vanwege dit nadelige effect op de langere termijn worden corticosteroïdinjecties sinds 2009 afgeraden in de Standaarden van het Nederlands Huisartsen Genootschap. Het resultaat van excentrisch spierversterken is vermoedelijk ook minder gunstig als de patiënt vooraf is geïnjecteerd met corticosteroïden.[4].

Injectie met corticosteroïden

Soms echter duurt de pijn voort, ondanks de fysiotherapie, en wordt een operatie overwogen. Dit gebeurt pas als conservatief beleid na zes tot twaalf maanden geen resultaat heeft opgeleverd. Een operatie bestaat uit het losmaken van de origo van de pees en/of het verwijderen van pathologisch peesweefsel. De operatie kan open, artroscopisch of percutaan gebeuren; de minder invasieve percutane en artroscopische methode heeft een kortere revalidatietijd.[7,8] Ongeveer 80% van de geopereerde tenniselleboogpatiënten heeft baat bij een operatie. Voor de golferselleboog is dit percentage nog iets hoger.[6,7]

Operatie

Literatuur

1. Berg F van den. Toegepaste fysiologie: bindweefsel van het bewegingsapparaat. Utrecht: Lemma BV, 2000:163.
2. Tyler TF, Thomas GC, Nicholas SJ, McHugh MP. Addition of isolated wrist extensor eccentric exercise to standard treatment for chronic lateral epicondylosis: a prospective randomized trial. J Shoulder Elbow Surg 2010 Sep;19(6): 917-22.
3. Croisier JL, Foidart-Dessalle M, Tinant F, Crielaard JM, Forthomme B. An isokinetic eccentric programme for the management of chronic lateral epicondylar tendinopathy. Br J Sports Med 2007 Apr;41(4):269-75.
4. Svernlöv B. Adolfsson L. Non-operative treatment regime including eccentric training for lateral humeral epicondylalgia. Scand J Med Sci Sports 2001;11: 328-34.
5. Solveborn SA, Buch F, Mallmin H, Adalberth G. Cortisone injection with anesthetic additives for radial epicondylalgia (tennis elbow). Clin Orthop 1995;316:99-105.
6. Eygendaal Denise. The elbow. The treatment of basic elbow pathology. Nieuwegein: Arko Sports Media, 2009.
7. Lo MY, Safran MR. Surgical treatment of lateral epicondylitis: a systematic review. Clin Orthop Relat Res 2007 Oct;463:98-106.

3 Pijn aan de dorsoradiale zijde van de onderarm, vlak boven de pols, ontstaan na een roeiwedstrijd

Koos van Nugteren en Willeke Trompers

Een 23-jarige sportieve man roeide vijfmaal per week forse afstanden. Nooit had hij blessures gehad. Na een roeiwedstrijd van 100 kilometer (!) ontstond echter pijn iets proximaal van zijn rechterpols. De pijn was gelokaliseerd aan de dorsoradiale zijde van het distale deel van de onderarm. De pijn voelde hij vooral als hij de hand bewoog tijdens bezigheden in huis. In rust had hij geen pijn.

Vier dagen nadat de pijn was ontstaan, roeide hij, ondanks zijn klachten, opnieuw een wedstrijd. De pijn nam hierdoor verder toe. Hij maakte zich zorgen, omdat hij drie weken later een belangrijke wedstrijd moest roeien. In eerste instantie raadpleegde hij daarom de huisarts, die hem twee weken rust voorschreef. Omdat hij zich afvroeg of hij zijn trainingen niet al eerder kon hervatten, besloot hij een fysiotherapeut te raadplegen. Ik zie patiënt precies een week na zijn eerste klachten.

Ter informatie: een roeiriem bestaat uit een steel met één blad; de riem draait om een draaipunt dat aan de zijkant van de boot is bevestigd. Tijdens roeien kijkt men altijd tegengesteld aan de vaarrichting; anders dan bij kanoën. De patiënt hanteerde de roeiriem die aan de linkerzijde van de boot in het water lag. De rechterpols (binnenpols) roteert daarbij het blad van de riem door het maken van extensie en flexie in de pols.

Status praesens

Patiënt heeft in rust geen pijn. Alleen tijdens bewegen wordt de pijn gevoeld.

Inspectie

Aan de dorsolaterale zijde van het distale deel van de onderarm is een zwelling waarneembaar. Deze zwelling bestaat niet aan de contralaterale zijde.

Algemene palpatie

Op het moment van het onderzoek is er geen temperatuurverschil tussen de linker- en rechteronderarm. De zwelling is wel enigszins warm geweest aldus patiënt.

Functieonderzoek

– De mobiliteit van elleboog en pols is normaal.
– De spierkracht van onderarmmusculatuur is uitstekend. Tijdens isometrische weerstandstesten wordt geen pijn geprovoceerd.
– Pijn ontstaat bij actieve afwisselende dorsaal- en palmairflexie van de hand en bij duimbewegingen: afwisselende carpometacarpale duimbewegingen lijken de klacht het meest op te roepen.
– De test van Finkelstein is negatief.

Specifieke palpatie

Specifieke palpatie van de onderarm toont een drukpijnlijke zwelling van de spier-peesovergang van de m. extensor pollicis brevis en de m. abductor pollicis longus. De meer naar distaal gelegen *pezen*, zijn ter hoogte van de pols *niet* drukpijnlijk.

Als de patiënt zijn duim beweegt, ontstaat ter plaatse van de zwelling crepitatie.

Interpretatie De m. extensor pollicis brevis en de m. abductor pollicis longus vertonen een schuin verloop ter plaatse van de spier-peesovergang vlak boven de pols; zij kruisen daarbij de onderliggende spierbuiken van de m. extensor carpi radialis longus en brevis *(figuur 3-1)*. Repeterende krachtige aanspanning van deze twee spiergroepen veroorzaakt onderlinge frictie en soms ook irritatie met pijn. Pols- en duimbewegingen gaan vaak gepaard met een gevoel van crepitatie. Gewoonlijk is dan sprake van een *tenomyosynovitis* ter plaatse van de spier-peesovergang van de beide duimpezen. Deze aandoening wordt het intersectiesyndroom genoemd, of roeierspols (oarsman's wrist),[1] omdat de aandoening veel voorkomt bij roeiers en kanoërs.[2] Roeien is een risicosport, omdat hierbij zeer frequent en krachtig palmair- en dorsaalflexiebewegingen van de pols worden uitgevoerd.

Een aandoening van Quervain kunnen we hier uitsluiten, aangezien de meer naar distaal gelegen *pezen* niet drukpijnlijk zijn en de test van Finkelstein *(figuur 3-2)* negatief is.

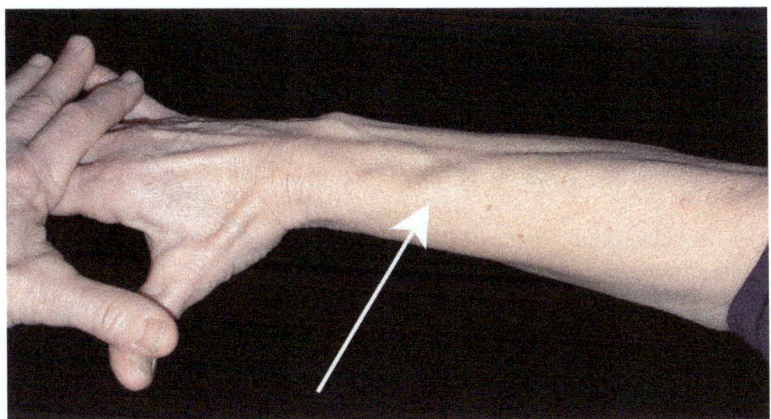

Figuur 3-1
Lokalisatie van het intersectiesyndroom.

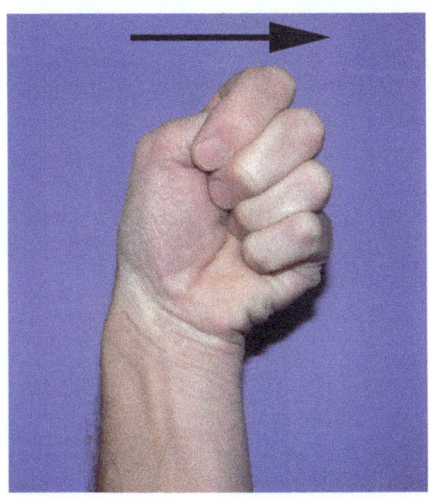

Figuur 3-2
Test van Finkelstein. De patiënt voert een ulnairdeviatie – in lichte dorsaalflexie van de pols – uit, terwijl de duim in de vuist wordt geklemd. Als hiermee herkenbare pijn wordt geprovoceerd aan de radiale zijde van de pols dan is vermoedelijk sprake van de aandoening van 'Quervain'.

Diagnose

Intersectiesyndroom

Therapie

Patiënt krijgt uitleg over de aard en oorzaak van de aandoening.
Hij krijgt het advies om nog een week niet te roeien teneinde de tenomyosynovitis tot rust te laten komen. In die week wordt hij één keer behandeld met massage om de trofiek van het weefsel te bevorderen.
Wanneer de pijn na een week (vrijwel) verdwenen is, mag hij geleidelijk,

in twee weken tijd de belasting weer opvoeren. Als hierbij geen recidief optreedt, mag hij over drie weken wedstrijdroeien.

Verder wordt geanalyseerd of hij iets kan veranderen aan de roeitechniek; extreme dorsaalflexie tijdens het roeien wordt afgeraden; hij gaat in ieder geval *proberen* de roeiriem in iets *minder* dorsaalflexiestand vast te houden.

Follow-up Het herstel verloopt voorspoedig en hij is in staat om drie weken later zonder problemen de wedstrijd te volbrengen.

In het addendum volgend op deze casus wordt dieper ingegaan op de oorzaken van en behandelmogelijkheden voor deze aandoening.

Literatuur

1 Descatha A, Leproust H, Roure P, Ronan C, Roquelaure Y. Is the intersection syndrome an occupational disease? Joint Bone Spine 2008 May;75(3):329-31.
2 Du Toit P, Sole G, Bowerbank P, Noakes TD. Incidence and causes of tenosynovitis of the wrist extensors in long distance paddle canoeists. Br J Sports Med 1999 Apr;33(2):105-9.

3a Addendum: het intersectiesyndroom*

Willeke Trompers

Inleiding

Roeierspols, peritendinitis crepitans, bugaboo onderarm, abductor pollicis longus bursitis, cross-over syndroom, oarsman's wrist, adventitial bursitis, teno(myo)synovitis van de polsextensoren en subcutane perimyositis zijn allemaal synoniemen voor het intersectiesyndroom.[1,2] Bij het syndroom zijn enerzijds de m. abductor pollicis longus en m. extensor pollicis brevis betrokken (uit het eerste dorsale compartiment) en anderzijds de m. extensor carpi radialis longus en brevis (uit het tweede dorsale compartiment) (figuur 3a-1). De lokalisatie van de klachten is ter hoogte van de spierpeesovergang van de spieren uit het eerste compartiment.[3] Dit is ongeveer vier vingerbreedten proximaal van de processus styloideus radii aan de

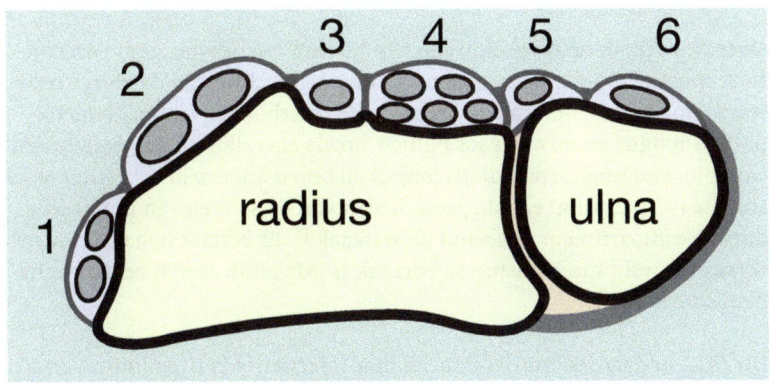

Figuur 3a-1
De dorsale zijde van pols en onderarm (distaal) bevat gewoonlijk zes compartimenten met daarin de pezen van pols-, duim-, en vingerextensoren en de pees van de m. abductor pollicis longus.

1 m. abductor pollicis longus en m. extensor pollicis brevis;
2 m. extensor carpi radialis longus en brevis;
3 m. extensor pollicis longus;
4 m. extensor digitorum en m. extensor indicis;
5 m. extensor digiti minimi;
6 m. extensor carpi ulnaris.

---

* Intersectio = kruising van weefsels.

dorsoradiale zijde van de onderarm. Ter hoogte van deze spier-peesovergang kruisen de pezen van het tweede dorsale compartiment. De intersectie heeft een hoek van ongeveer 60°.[4]

Het intersectiesyndroom is beschreven bij roeiers, kanoërs, racketsporters, paardrijders, skiërs, rietsnijders en supermarktmedewerkers.[2,5,6] Het gaat hierbij steeds weer om activiteiten waarbij de pols herhaaldelijk geflecteerd en geëxtendeerd wordt.[1]

Incidentie

Een onderzoek van Du Toit et al.[2] onder 510 competitieroeiers die afstanden roeiden van 18 tot 80 km per dag tijdens een twee- tot vierdaags evenement gaf een incidentie van 23%. Cijfers over het voorkomen van een intersectiesyndroom onder een algemenere bevolking zijn bekend uit Azië. Daar was de prevalentie van het intersectiesyndroom onder mensen met arm- en handpijn die zich meldden in het ziekenhuis 0,37%.[1] In een Amerikaanse populatie was het voorkomen van het intersectiesyndroom 0,47% onder patiënten met klachten van de onderarm van wie een MRI was gemaakt.[4] Hoe vaak patiënten zich melden in de fysiotherapiepraktijk of bij de huisarts is onduidelijk. Belangrijk is wel dat het intersectiesyndroom wordt onderscheiden van andere pathologieën in de pols en onderarm, zoals het syndroom van Quervain. De therapie is namelijk heel anders.

Etiologie

Over de oorzaak op weefselniveau van het intersectiesyndroom bestaan twee theorieën. Dé oorzaak die tot in de jaren tachtig van de vorige eeuw werd genoemd is die van frictie tussen de spierbuiken van m. abductor pollicis longus en m. extensor pollicis brevis enerzijds en de peesscheden van mm. extensor carpi radialis longus en brevis anderzijds.[7] Verder werd stenose (vernauwing) van de peesscheden van de spieren van het tweede dorsale compartiment genoemd als oorzaak.[8] Er bestaat nog een controverse over welk mechanisme de oorzaak is. Mogelijk spelen beide mechanismen een rol.

Uit MRI-onderzoek[6] blijkt dat een niet-infectieuze peritendinitis* en een geassocieerde lokale tenosynovitis** aanwezig zijn bij patiënten met de klinische symptomen van het intersectiesyndroom (figuur 3a-2). Deze pathologische symptomen kunnen zich ontwikkelen tot een stenose van de peesschede, de aandoening wordt dan meer chronisch van aard. Zoals ook

---

* *Peritendinitis = tendovaginitis = ontsteking van de fibreuze bindweefselbekleding van pezen (in dit geval ook van de spier-peesovergang).*
** *Tenosynovitis = inflammatie van het synoviale deel van de peesschede.*

bij andere frictiesyndromen kan bijkomend een bursitis ontstaan. In recenter MRI-onderzoek[4] werd bij enkelen van de zes onderzochte personen oedeem van de spierbindweefselbekleding en spieroedeem gevonden. De pezen en bindweefselbekleding van zowel het eerste als het tweede compartiment bleken op de MRI afwijkingen te vertonen.

Dat beide dorsale compartimenten betrokken zijn, is duidelijk. Hoe de pathofysiologische veranderingen daar ontstaan is niet helder. Wel is duidelijk dat de veranderingen zowel veroorzaakt kunnen worden door een korte als door een langdurige overbelasting.

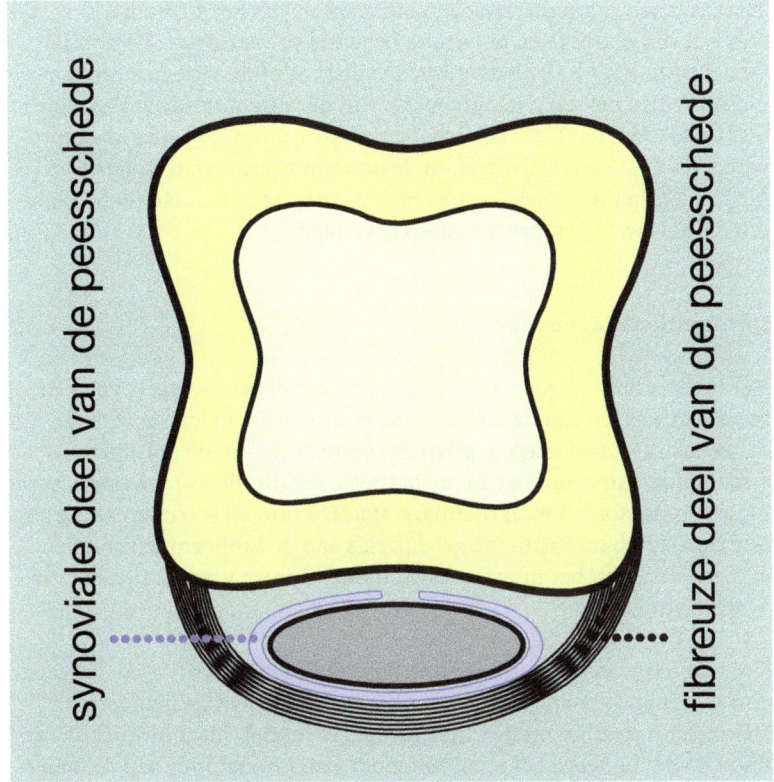

Figuur 3a-2
Vereenvoudigde weergave van een peesschede.
Bij een tenosynovitis is sprake van inflammatie van het synoviale deel van de peesschede.
Bij een peritendinitis (of tendovaginitis) is sprake van inflammatie van het fibreuze deel van de peesschede.
In geval van een intersectiesyndroom wordt vooral pathologie gezien rond de spier-peesovergang.

Symptomatologie

Het intersectiesyndroom kenmerkt zich door pijn aan de dorsoradiale zijde van het distale deel van de onderarm. Exacte lokalisatie is 4 tot 8 cm proximaal van het tuberculum van Lister.[1,4] Het gebied dat de klachten veroorzaakt kan tot 12 cm lang zijn.[6] Hoewel de aandoening vaak als een pees(schede)aandoening wordt beschreven, is de aandoening eigenlijk gelokaliseerd rond de spier-peesovergang.

Afhankelijk van het stadium van de aandoening verdwijnt de pijn in rust. Naast pijn zijn vaak lokale gevoeligheid, zwelling en warmte aanwezig. Ook kan crepitatie optreden tijdens palmairflexie, dorsaalflexie en ulnairdeviatie van de pols.[4,7]

De gradatie van de aandoening in toenemende ernst is als volgt:[2]
- pijn bij *volledige* actieve palmairflexie en dorsaalflexie;
- lokale gevoeligheid en zwelling ter hoogte van de aangedane pezen bij actieve palmairflexie en dorsaalflexie;
- lokale gevoeligheid, zwelling en crepitatie ter hoogte van de aangedane pezen en *beperkte* palmairflexie en dorsaalflexiebeweging.

Tijdens bewegingsonderzoek kan afhankelijk van het stadium dus sprake zijn van een pijnlijke en/of pijnlijk beperkte palmairflexie- en dorsaalflexiebeweging.[4,7] Het ballen van de vuist in combinatie met een dorsaalflexie kan ook de pijn oproepen.[2] Bij de patiënt uit de voorgaande casus was (onder andere) de carpometacarpale duimbeweging klachtprovocerend. Casusbeschrijvingen in de literatuur noemen dit symptoom niet.[5,7] Bij het lichamelijk onderzoek worden geen neurologische symptomen, als zwakte en paresthesieën gevonden.

Differentiaaldiagnostiek

Het intersectiesyndroom is een lokaal probleem, dat vrij exact gelokaliseerd kan worden aan de dorsoradiale zijde van de onderarm. Artrose van het eerste carpometacarpale gewricht, verrekking van de polsligamenten, en ganglioncysten kunnen dus op basis van lokalisatie worden uitgesloten. Bij letsels na stomp lokaal trauma, scafoïdfractuur en spierverrekking gaat een plotselinge traumatische gebeurtenis aan de aandoening vooraf en is er niet – zoals bij het intersectiesyndroom – sprake van een periode van overbelasting.

Het syndroom van Quervain

Het syndroom van Quervain, een stenoserende tenosynovitis van het eerste dorsale compartiment, is de meest genoemde differentiaaldiagnose.[1,3,4,5,7] Het verschil met het intersectiesyndroom is subtiel, maar klinisch duidelijk. Om het onderscheid te maken moet men de anatomie van de onderarm duidelijk voor ogen hebben. De peesscheden van de m. abductor pollicis longus en m. extensor pollicis brevis lopen van het processus styloideus radii naar distaal. De m. extensor pollicis brevis verloopt richting het metacarpofalangeale gewricht van de duim. Gevoeligheid rond en iets distaal van de processus styloideus radii is zeer suggestief voor het syndroom van Quervain. Dit verschilt van het gevoelige gebied bij het intersectiesyndroom, dat 4 tot 8 cm *proximaal* van de processus styloideus radii is gelokaliseerd. De test van Finkelstein is positief bij het syndroom van Quervain.[9]

Het wartenberg-syndroom, een beklemming van de oppervlakkige tak van de n. radialis, geeft pijn en/of gevoelsverlies in de dorsale onderarm en de radiale zijde van de handrug.[10] Ook hier is de exacte lokalisatie van belang. Irritatie van de oppervlakkige tak van de n. radialis vindt gewoonlijk plaats in het distale eenderde deel van de onderarm, in de regio van het eerste dorsale compartiment *(figuur 3a-1)*. De pijn en de neurologische symptomen worden distaler gevoeld dan bij het intersectiesyndroom. Het dragen van horloges wordt door patiënten vaak als onaangenaam ervaren. Verder hebben patiënten met het wartenberg-syndroom meestal ook pijn in rust en is de pijn niet afhankelijk van duim- en polspositie.

Het wartenberg-syndroom

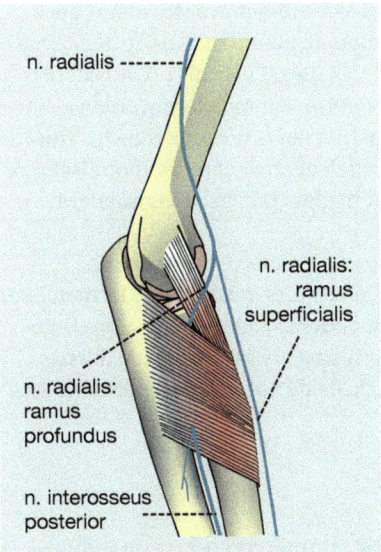

Figuur 3a-3
Het wartenberg-syndroom betreft een compressie van de oppervlakkige tak (ramus superficialis) van de n. radialis.

Beeldvorming

De diagnose intersectiesyndroom is klinisch goed te stellen. Beeldvorming zal daarom slechts in uitzonderlijke gevallen bij de diagnostiek worden betrokken. In die gevallen is MRI de meest geschikte methode. Op MRI-beelden is oedeem rond de bindweefselbekleding van de spieren[4,6] bevestigend voor het intersectiesyndroom. Verder kunnen tendinose, subcutaan oedeem, spieroedeem en periossaal oedeem aanwijzingen zijn voor het intersectiesyndroom. Deze MRI-bevindingen worden dan meestal aangetroffen circa 4 cm proximaal van het tuberculum van Lister.[4]

Therapie

Het intersectiesyndroom is een overbelastingsprobleem; het belangrijkste van de behandeling is dus het wegnemen van de overbelasting. De duur van de klachten en de mate van overbelasting bepalen hoe lang het herstelproces duurt.

Conservatieve behandeling

Conservatieve behandeling bestaat concreet uit rust en aanpassing van belastende werk- of sportactiviteiten. Of immobilisatie in de vorm van spalken zinvol is, is niet onderzocht. Het wordt wel als behandeling beschreven. De pols wordt daarbij gespalkt in 15 of 20° extensie.[1,7,8]

In de acute fase en bij minder ernstige symptomen wordt, vooral door sporters, vaak gekoeld, gerekt en worden de betrokken structuren gemasseerd. Verder wordt ook dikwijls een NSAID-gel gebruikt. Dit laatste is niet zinvol gebleken.[11] NSAID's in de vorm van tabletten worden eveneens vaak voorgeschreven. De werking hiervan is niet onderzocht. Injectie met corticosteroïd kan worden overwogen als rust en/of immobilisatie de klachten binnen twee tot drie weken onvoldoende heeft verminderd.

Operatieve behandeling

De meeste patiënten reageren goed op conservatieve behandeling. Operatie is controversieel,[7] en wordt alleen toegepast als de klachten door conservatief beleid niet verdwijnen en andere aandoeningen zijn uitgesloten. Operatie kan bestaan uit het vrijleggen van het tweede dorsale compartiment met synovectomie van de beide polsextensorpeesscheden.[7]

Preventie

Intersectiesyndroom is een overbelastingsprobleem; preventie is dus – evenals de therapie – gericht op het in balans brengen van belasting en belastbaarheid.

Roeiers

Goed getraind zijn verkleint de kans op een intersectiesyndroom; goed getrainde spieren en pezen zijn immers beter belastbaar. Een betere belastbaarheid zorgt ervoor dat roeien, met een juiste techniek, langer kan worden volgehouden.

Techniek

Omgevingsfactoren zoals snel stromend water en harde wind zijn omstandigheden die een juiste techniek in de weg staan;[2] bovendien komt de pols hierbij gemakkelijk in *hyper*extensie, wat een risicofactor is voor het krijgen van de aandoening. Dit geldt ook voor *vermoeidheid* van het spierpeesapparaat, bijvoorbeeld bij meerdaagse wedstrijden of trainingen. De kans op een 'roeierspols' neemt ook hierdoor vanzelfsprekend toe.

Literatuur

1. Pantukosit S, Petchkrua W, Stiens SA. Intersection syndrome in Buriram hospital: a 4-yr prospective study. Am J Phys Med Rehabil 2001;80(9):656-61.
2. Du Toit P, Sole G, Bowerbank P, Noakes TD. Incidence and causes of tenosynoviitis of the wrist extensors in long distance paddle canoeists. Br J Sports Med 1999;33:105-9.
3. Verhaar JAN, Linden AJ van der. Orthopedie. Houten/Diegem: Bohn Stafleu Van Loghum, 2001:345.
4. Lee RP, Hatem SF, Recht MP. Extended MRI findings of intersection syndrome. Skeletal Radiol 2009;38:157-63.
5. Descatha A, Leproust H, Roure P, Ronan C, Roquelaure Y. Is the intersection syndrome an occupational disease? Joint Bone Spine 2008;75:329-31.
6. Costa CR, Morrison WB, Carrino JA. MRI features of intersection syndrome of the forearm. Am J Roentgenol 2003;181:1245-9.
7. Hanlon DP, Luellen JR. Intersection syndrome: a case report and review of the literature. J Emerg Med 1999;17(6):969-71.
8. Grundberg AB, Reagan DS. Pathologic anatomy of the forearm: intersection syndrome. J Hand Surg 1985;10A:299-302.
9. Elliott BG. Finkelstein's test: a descriptive error that can produce a false positive. J Hand Surg 1992;17:481-3.
10. Dang AC, Rodner CM. Unusual compression neuropathies of the forearm. Part 1: radial nerve. J Hand Surg 2009;34A:1906-14.
11. May JJ, Lovell G, Hopkins WG. Effectiveness of 1% diclofenac gel in the treatment of wrist extensor tenosynovitis in long distance kayakers. J Sci Med Sport 2007;10:59-65.

4 Geleidelijk toenemende pijn in de rechteronderarm tijdens motorracen*

Koos van Nugteren

Een 28-jarige professionele motorracer kreeg geleidelijk last van de rechteronderarm tijdens het motorracen. Gedurende de eerste tien minuten kon hij zonder problemen rijden. Daarna nam de pijn echter snel toe. Hierdoor verminderde zijn prestatie naarmate de race vorderde. Naast de pijn ontstond er een gevoel van krachtsverlies of machteloosheid in de rechterhand. Als hij stopte met racen, verdween de pijn vanzelf binnen een kwartier. Vier maanden na het begin van de klachten werd EMG-onderzoek gedaan; dit leverde echter geen bijzonderheden op.

Status praesens

Patiënt heeft geen pijn in rust. Er zijn ook geen neurologische verschijnselen.

Inspectie en algemene palpatie

Geen bijzonderheden.

Functieonderzoek

Het functieonderzoek is volledig negatief.

Specifieke palpatie

Afgezien van een vrij stevig ontwikkelde onderarm valt niets bijzonders op tijdens de palpatie.

---

* Dit verhaal is gebaseerd op de volgende casusbeschrijving: Goubier JN, Saillant G. Chronic compartment syndrome of the forearm in competitive motor cyclists: a report of two cases. Br J Sports Med 2003;37(5):452-3; discussion 453-4.

Interpretatie Aangezien het functieonderzoek geen bijzonderheden toont, moeten we het vooral hebben van het verhaal van de patiënt. De klachten ontstaan geleidelijk tijdens langdurig spannen van zijn onderarmspieren en verdwijnen vrij snel in rust; dit suggereert een chronisch compartimentsyndroom. Vrij bekend is het acute traumatisch ontstane compartimentsyndroom bijvoorbeeld ten gevolge van een intracompartimentele bloeding. Het hier beschreven *chronische* compartimentsyndroom is echter vrij zeldzaam en wordt daarom vaak niet herkend. Veel bekender is het chronisch compartimentsyndroom van de *onderbenen*.*

De klacht kan worden geprovoceerd door de patiënt met handoefenmateriaal frequent te laten knijpen. Daarna kan door middel van diepe palpatie in de aangedane musculatuur meestal herkenbare pijn worden opgeroepen. Een drukmeting binnen het compartiment bevestigt gewoonlijk de diagnose.

Aanvullend onderzoek

Intracompartimentele drukmeting toont verhoogde druk in het palmaire compartiment na enige tijd 'knijpen' en een vertraagde terugkeer naar de normaalwaarde tijdens rust.

Diagnose

Chronisch compartimentsyndroom van het palmaire compartiment van de rechteronderarm

Therapie

Er wordt een fasciotomie toegepast van het oppervlakkige en diepe palmaire compartiment van de rechteronderarm.

Follow-up Na de operatie is enige tijd nodig om het weefsel te laten herstellen. Zeven weken na de operatie is patiënt volledig hersteld en kan hij zonder problemen weer motorracen.

Twee jaar later ontstaat hetzelfde probleem aan zijn linkerarm; nu wordt de klacht direct juist gediagnosticeerd en patiënt wordt vervolgens ook aan de linkerarm succesvol geopereerd.

---

* *Een casusbeschrijving van het compartimentsyndroom van het onderbeen is te vinden in een eerder verschenen deel uit de serie* Orthopedische casuïstiek: Onderzoek en behandeling van spieraandoeningen en kuitpijn *(hoofdstuk 5).*

4a Addendum: het compartimentsyndroom* van de onderarm

Koos van Nugteren

Inleiding

Een 'compartiment' is de ruimte waarbinnen één of meerdere spieren gelegen zijn; het compartiment wordt omsloten door de spierfascie en eventueel door bot. Als binnen een compartiment zwelling optreedt dan komt het intracompartimentele weefsel onder druk te staan, wat aanleiding geeft tot een verstoorde veneuze afvoer en verminderde arteriële doorbloeding; als gevolg van deze ischemie ervaart de patiënt pijn en een gevoel van onmacht in de betrokken musculatuur.

In dit addendum wordt eerst algemene informatie gegeven over compartimentsyndromen. Daarna volgt het compartimentsyndroom van de onderarm.

Acuut compartimentsyndroom

Een *acuut* compartimentsyndroom ontstaat meestal na een letsel, een operatie of als complicatie van ernstige brandwonden. Hierbij treedt overmatige zwelling op binnen het compartiment. Andere beschreven oorzaken zijn slangenbeten, fracturen, beschadigingen van arteriën en intraveneuze en intra-arteriële injecties.[1]

Deze externe traumatische factoren kunnen direct of indirect leiden tot zwelling binnen het compartiment van de betreffende spier(en) en dus tot drukverhoging.

Een behandelend arts moet vooral alert zijn op de aanwezigheid van een compartimentsyndroom als sprake is van ernstig zieke en verdoofde of bewusteloze patiënten, vooral kinderen, die meerdere intraveneuze of intra-articulaire injecties ontvangen.[1] Met behulp van een intracompartimentele drukmeting kan men de diagnose bevestigen of uitsluiten.

---

* Vaak gebruikt men de Engelse term *'compartmentsyndroom'* of *'logesyndroom'*. In dit artikel wordt de Nederlandse term *'compartiment'* gebruikt.

Chronisch compartimentsyndroom

Een *chronisch* compartimentsyndroom ontstaat zonder voorafgaand trauma. Vooral in het onder*been* wordt deze aandoening gezien, met name bij langeafstandswandelaars of hardlopers. Een chronisch compartimentsyndroom in de onder*arm*, zoals dat in de patiëntencasus hiervoor, wordt vaak niet herkend. Regelmatig wordt deze aandoening 'gediagnosticeerd' met de pseudodiagnose 'RSI',* 'CANS',** of 'WRULD'.***

Symptomatologie van het chronisch compartimentsyndroom

Een chronisch compartimentsyndroom ontstaat – in tegenstelling tot de acute vorm – heel geleidelijk, meestal in de loop van maanden. In bijna alle gevallen is een verband te leggen met bepaalde activiteiten tijdens werkzaamheden, hobby, sport of anderszins.

Kenmerkend voor het chronisch compartimentsyndroom is de afwezigheid van klachten in rust. Pijn ontstaat geleidelijk tijdens repeterende contracties van de aangedane musculatuur en blijft enige tijd (meestal vijf minuten tot een half uur) aanwezig *nadat* de patiënt de provocerende activiteit heeft gestaakt. Geleidelijk ebt de pijn dan weg.

Verdere kenmerken:
- De pijn is diffuus aanwezig; er bestaat geen duidelijke lokalisatie.
- Er is ook geen lokale drukpijn.
- Soms, dus niet altijd, is sprake van neurologische verschijnselen. De symptomen zijn afhankelijk van de zenuw die door het aangedane compartiment verloopt. Als, in geval van de onderarm, de n. interosseus posterior wordt gecomprimeerd kan ook diffuse polspijn ontstaan. Zelden is sprake van motorische uitval. Neurologische symptomen kunnen zeer divers zijn, zoals uitstralende pijn, paresthesieën, doofheid, branderig gevoel, pijnscheuten.

Intracompartimentele drukmeting Intracompartimentele drukmeting toont zowel bij patiënten als bij gezonde personen verhoging van de druk zodra een provocerende activiteit wordt gestart. Bij patiënten loopt de druk echter hoger op dan bij gezonde personen. Heel kenmerkend voor het compartimentsyndroom is het feit dat, na staken van de activiteit, de druk nog enige tijd te hoog blijft. Bij gezonde personen daalt deze vrijwel onmiddellijk tot de normale rustwaarde.[2,3]

---

* RSI = *repetitive strain injury.*
** CANS = *complaints of arm, neck and/or shoulder.*
*** WRULD = *work related upper limb disorder.*

Risicofactoren

Het risico van een compartimentsyndroom neemt toe onder de volgende omstandigheden:
- Er is sprake van een relatief nauw compartiment. Dit verschilt individueel.
- Er is sprake van een dikke stugge spierfascie.
- De patiënt voert in het dagelijks leven veelvuldig repeterende contracties uit met de betreffende musculatuur. Ook langdurige statische contractie van een spier kan leiden tot te grote drukverhoging in een compartiment.

Onderarm

Een bijzondere vorm van een chronisch compartimentsyndroom is dat van de onderarm. Aangezien de aandoening niet zeer bekend is onder (para)medici, wordt deze vaak niet herkend. Een verhoogd risico lopen: motorcrossers, motorrijders, steile-wandklimmers en personen die een beroep uitoefenen waarbij men veelvuldig repeterend de onderarmmusculatuur contraheert, zoals werk aan de lopende band.[5] Ook werkzaamheden met toetsenbord en muis zijn een risicofactor.[4]

Anatomie

Er worden gewoonlijk drie onderarmcompartimenten beschreven.[5] Dit zijn:
- het anterieure flexorencompartiment;
- het posterieure extensorencompartiment;
- het laterale compartiment; dit wordt ook wel de 'mobile wad' genoemd.

Soms wordt het flexorencompartiment nog onderverdeeld in een diep en een oppervlakkig compartiment en wordt ook het extensorencompartiment onderverdeeld in twee aparte compartimenten; in dat geval kan men spreken van vijf verschillende compartimenten[6] in de onderarm.
In principe kan in ieder compartiment een compartimentsyndroom optreden.

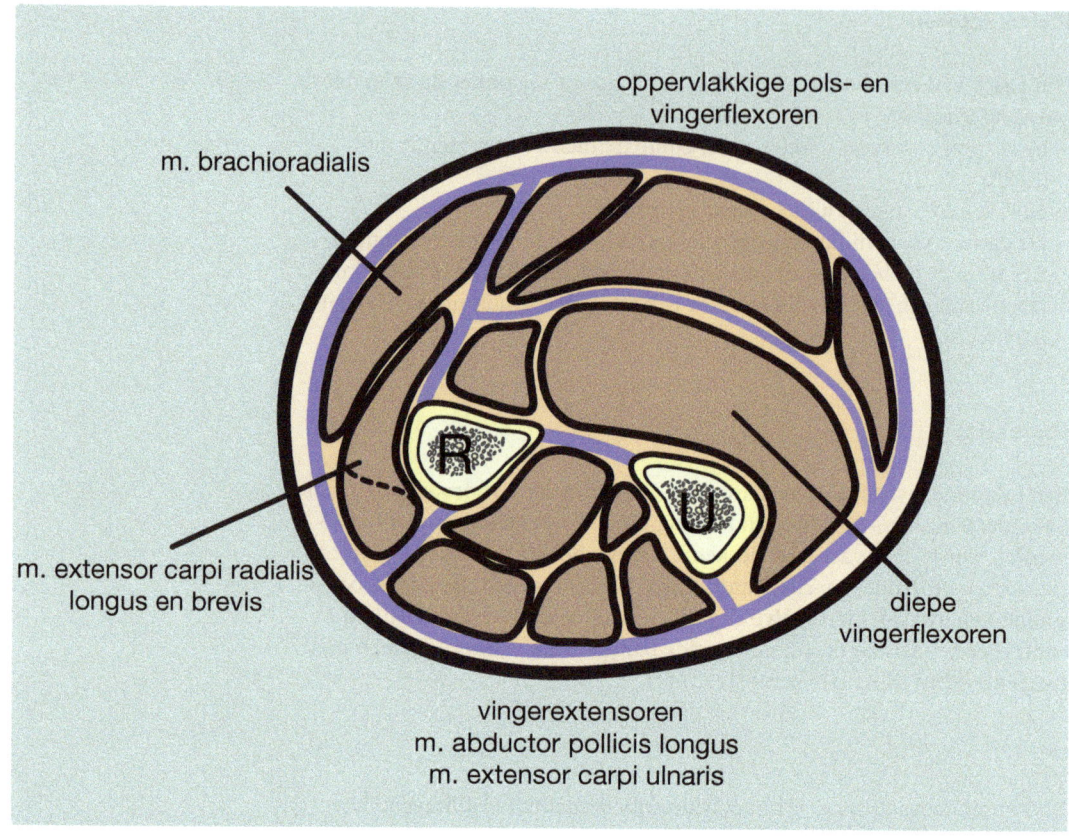

Figuur 4a-1
Compartimenten van de onderarm.

Therapie

Conservatief Conservatieve behandeling bestaat uit het achterwege laten van pijnprovocerende activiteiten; hiermee lost het probleem zich vanzelf op. Analyse van de werkplek en ergotherapeutische adviezen kunnen hierbij zinvol zijn.

Als de pijnprovocerende activiteiten niet kunnen worden gewijzigd dan kan men in milde gevallen proberen intracompartimentele zwelling te verminderen door middel van een corticosteroïdinjectie.

Corticosteroïdinjectie

Operatie Operatieve therapie bestaat uit een eenvoudige chirurgische ingreep; een incisie wordt gemaakt in de aangedane spierfascie. Wanneer een open operatie wordt toegepast dan puilt de aangedane spier naar buiten zodra de incisie gemaakt is. Drukmetingen tijdens de operatie tonen een onmiddellijke normalisering van de intramusculaire druk. Drukmetingen *na* operatie – tijdens contraheren van de aangedane spier – tonen eveneens een normale drukval tussen de herhaalde contracties, zoals dat ook bij gezonde musculatuur het geval is.

Het is tegenwoordig mogelijk om de incisie van de spierfascie subcutaan te laten plaatsvinden: er wordt een zeer kleine incisie gemaakt door de huid. Vervolgens wordt subcutaan met een soort tornmesje de fascie onderhuids gekliefd. Het grote voordeel hiervan is een klein operatielitteken. Nadeel is dat 'blind' moet worden geopereerd.

Literatuur

1. Ouellette EA, Kelly R. Compartment syndromes of the hand. J Bone Joint Surg Am 1996 Oct;78(10):1515-22.
2. Seiler JG 3rd, Womack S, De L'Aune WR, Whitesides TE, Hutton WC. Intracompartmental pressure measurements in the normal forearm. J Orthop Trauma 1993;7(5):414-6.
3. Schoeffl V, Klee S, Strecker W. Evaluation of physiological standard pressures of the forearm flexor muscles during sport specific ergometry in sport climbers. Br J Sports Med 2004 Aug;38(4):422-5.
4. Pritchard MH, Williams RL, Heath JP. Chronic compartment syndrome, an important cause of work-related upper limb disorder. Rheumatology (Oxford) 2005 Nov;44(11):1442-6.
5. Ronel DN, Mtui E, Nolan WB 3rd. Forearm compartment syndrome: anatomical analysis of surgical approaches to the deep space. Plast Reconstr Surg 2004 Sep 1;114(3):697-705.
6. Fröber R, Linss W. Anatomic bases of the forearm compartment syndrome. Surg Radiol Anat 1994;16(4):341-7.

5 Geleidelijk ontstane laterale elleboogpijn met uitstraling naar de onderarm, bij een 43-jarige vrouw

Roger van Riet

Geleidelijk ontstond vage diffuse pijn aan de laterale zijde van de dominante rechterelleboog bij een 43-jarige vrouw. De pijn straalde vaak uit naar de onderarm, soms tot in de vingers. De pijn was niet duidelijk gerelateerd aan een bepaalde beweging maar leek wel inspanningsgebonden. Patiënte kon zich geen duidelijk uitlokkend moment herinneren, ook geen trauma of een periode van overbelasting.

De diagnose 'epicondylitis radialis' werd gesteld, maar conservatieve therapie, met inbegrip van fysiotherapie, Extracorporeal Shock Wave Therapy (ESWT) en een infiltratie met corticosteroïden hadden geen effect opgeleverd.

Sociale voorgeschiedenis: patiënte is getrouwd en heeft twee kinderen. Zij rookt al twintig jaar zeker tien sigaretten per dag.

Zes maanden na het begin van de klachten wordt patiënte gezien door de orthopeed (RvR).

Status praesens

Vage diffuse laterale elleboogpijn.

Inspectie en algemene palpatie

Geen bijzonderheden.

Functieonderzoek

– mobiliteit: normaal (extensie 0°, flexie 140°, pronatie 80°, supinatie 80°), pijnvrij;
– stabiliteit: normaal;
– weerstandstesten:
  • flexie elleboog: kracht normaal, gevoelig;
  • extensie elleboog: kracht normaal;

- pronatie: kracht normaal;
- supinatie onderarm: kracht 5–, gevoelig aan de laterale en anterieure zijde van de elleboog;
- palmairflexie pols: kracht normaal;
- dorsaalflexie pols: kracht 5–, gevoelig aan de laterale zijde van de elleboog;
– specifieke testen: supinatie tegen lichte weerstand gedurende één minuut: toenemende vage klachten in de onderarm; de patiënte herkent deze klachten.

Specifieke palpatie

Gevoelige palpatie epicondylus lateralis. Drukgevoelig ter hoogte van de tuberositas radii en naar distaal over het verloop van de radius.

Aanvullend onderzoek

– röntgenfoto: geen ossale afwijkingen;
– echografie: geen afwijkingen;
– elektromyografie (EMG) toont compressie van de n. interosseus posterior, een diepe tak van de n. radialis.

Diagnose

Compressie van de n. radialis

Interpretatie De diagnose van compressie van de n. radialis wordt gesteld op basis van de huidige ziektegeschiedenis, het klinisch onderzoek en de technische onderzoeken. Het betreft een vage, moeilijk te lokaliseren pijn lateraal van de elleboog, uitstralend in de onderarm. Dit lijkt op een, veel vaker voorkomende, epicondylitis radialis of tenniselleboog. Adequate therapie heeft echter geen effect gesorteerd en dit is een sterke aanwijzing dat verdere diagnostische stappen genomen dienen te worden. Bij het klinisch onderzoek zijn er vage tekens van een tenniselleboog, maar patiënte herkent haar klachten bij langer durende weerstand tegen supinatie van de onderarm. De diagnose wordt bevestigd door de negatieve radiografie en echografie, maar vooral door het positieve EMG.

Therapie

De behandeling van een compressiesyndroom van de n. radialis met elektromyografische afwijkingen is in principe operatief. De zenuw wordt opgezocht en over het hele verloop gedecomprimeerd. Een fibreuze band waar de zenuw in de m. supinator treedt, de zogenoemde arcade van

Frohse *(figuur 5-1)*, is de meest frequente oorzaak van compressie, maar de zenuw kan ook op andere plaatsen worden gecomprimeerd.

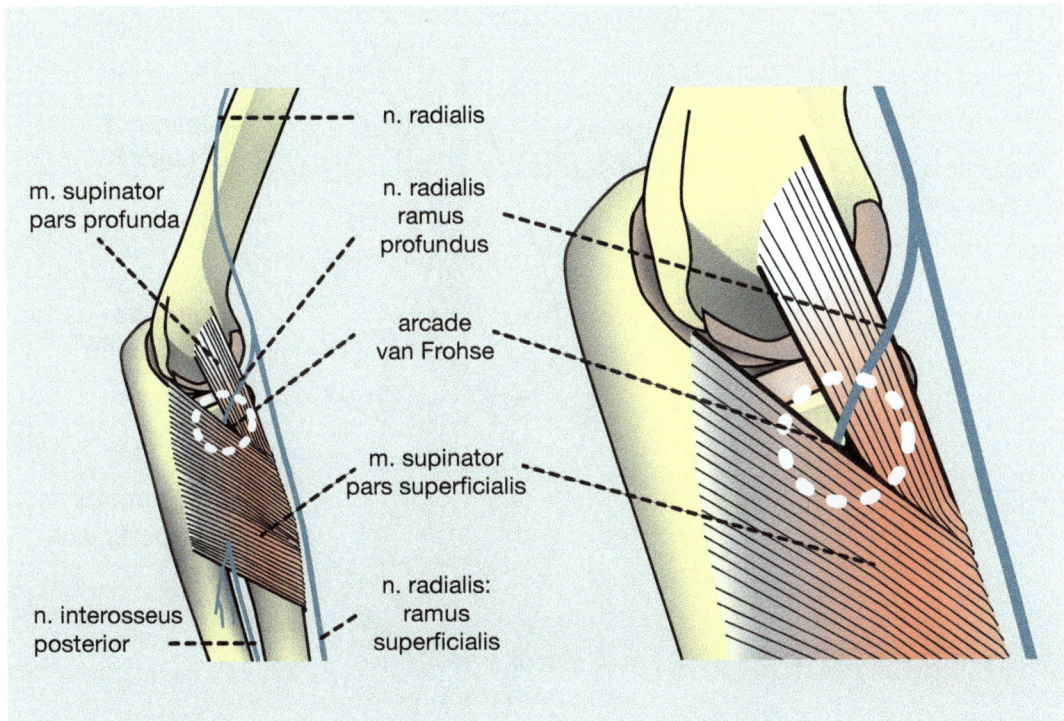

Figuur 5-1
Lateraal aanzicht van het verloop van de n. radialis ter hoogte van de m. supinator (naar Voll en Wesker).[1]

Postoperatief

Postoperatief wordt er een compressieverband aangelegd om hematoomvorming te voorkomen. De elleboog mag direct bewogen worden. Patiënte krijgt het advies de onderarm niet zwaar te belasten gedurende de eerste zes weken na de operatie.

Bespreking

Compressie van de n. radialis is een relatief zeldzame oorzaak van pijn ter hoogte van de elleboog. De compressie kan veroorzaakt worden door meerdere anatomische structuren zoals: fibreuze banden ter hoogte van het radiocapitellaire gewricht, de rand van de m. extensor carpi radialis brevis, de leash* van Henry *(figuur 5-2)*, de arcade van Frohse *(figuur 5-1 en 5-2)*, de spierbuik van de m. supinator en de uitgang van de musculus supinator.

---

* *Leash = band, riem, lus.*

Figuur 5-2
De blauwe cirkel toont de leash van Henry, een recurrente tak van de a. brachialis.

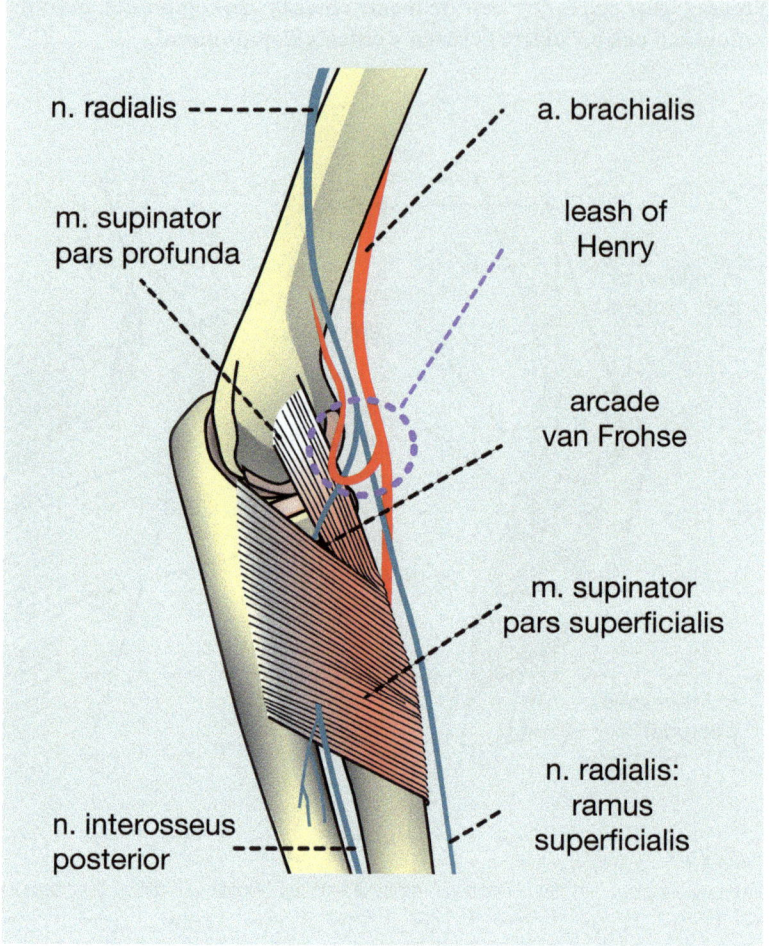

Diagnostisch is het vaak een uitdaging om compressie van de n. radialis te differentiëren van een epicondylitis radialis. Beide kunnen ook samen voorkomen, wat de diagnose nog verder bemoeilijkt. In deze casus was er een positief EMG en normale radiografie en echografie, maar een EMG is niet noodzakelijk positief bij compressiesyndromen en een tenniselleboog kan samen voorkomen met een compressie van de zenuw. Een EMG is alleen positief wanneer er meetbare schade is aan de zenuw. Bij intermitterende compressie is dit niet altijd het geval, omdat de zenuw tussendoor tijd heeft om te herstellen. Natuurlijk is het de vraag of een operatieve ingreep wel is geïndiceerd bij een negatief EMG. Dit is afhankelijk van de klachten die de patiënte ondervindt tijdens haar ADL. De grootste uitdaging van deze pathologie ligt in het juist stellen van de diagnose.

Als de diagnose juist gesteld is, zijn de resultaten van een decompressie van de zenuw over het algemeen zeer goed. Soms is er tijdelijk een uitval van de oppervlakkige sensibele tak van n. radialis, wat een hyposensibiliteit kan geven in de onderarm. Dit is een gevolg van het openhouden van de incisie tijdens de operatie en het gevoel herstelt spontaan in de eerste maanden na de operatie. De vage pijn verdwijnt meestal langzaam en het volledige herstel neemt tot drie maanden in beslag.

Literatuur

1 Schünke, Schulte, Schumacher, Voll, Wesker. Prometheus Anatomische atlas. Algemene anatomie en bewegingsapparaat. Houten: Bohn Stafleu van Loghum, 2005.

6 Geleidelijk ontstane paresthesieën ter hoogte van de hypothenar bij een 26-jarige man

Dos Winkel

In de loop van enkele maanden ontstonden bij een 26-jarige computerdeskundige zeer geleidelijk paresthesieën ter hoogte van de hypothenar van zijn rechterhand. De oorzaak hiervan was voor hem volstrekt onduidelijk, daar er in de periode voorafgaand aan de klachten niets bijzonders was voorgevallen. De klachten ontstonden vooral wanneer met de elleboog in flexie kracht uitgeoefend moest worden. Tijdens het beoefenen van zijn hobby, handbal, had hij nooit klachten. Een enkele keer voelde hij ook 's nachts paresthesieën, maar deze verdwenen altijd weer snel wanneer hij van houding veranderde.

De huisarts verwees patiënt naar een fysiotherapeut, met de vraag of er sprake was van een perifeer, dan wel een meer centraal zenuwcompressiesyndroom. De fysiotherapeut was van mening dat de oorzaak een compressieneuropathie was van de n. ulnaris ter hoogte van het kanaal van Guyon (tussen de hamulus ossis hamati en het os pisiforme). Zij behandelde hiervoor lokaal met ultrageluid en probeerde verschillende vormen van elektrotherapie, zonder dat dit de klachten beïnvloedde.

Interpretatie

Bij compressie van de n. ulnaris is de exacte lokalisatie van de klachten zeer belangrijk: wordt de zenuw in het kanaal van Guyon gecomprimeerd, dan treden de paresthesieën gewoonlijk alleen op in de huid van de pink en de ulnaire zijde van de ringvinger *(zie het addendum na deze casus)*. Bestaan er paresthesieën van de hypothenar, dan ligt de oorzaak meestal in de *cubitale* tunnel, of in de onmiddellijke nabijheid. Breiden de tintelingen zich via het ulnaire aspect van de onderarm uit naar proximaal, dan is de compressieneuropathie meestal *proximaal* van de cubitale tunnel te vinden. Bij deze patiënt zijn de paresthesieën van de hypothenar aanwezig, zonder uitbreiding naar proximaal. Dit maakt compressie ter hoogte van de cubitale tunnel zeer waarschijnlijk.

Aanvullende anamnese

De anamnese helpt ons nog verder. Hoewel er volgens patiënt recent niets gebeurd is wat de klachten zou kunnen verklaren, is er in het verleden wel een mogelijke oorzaak aan te wijzen. Als 16-jarige jongen is hij tijdens het handballen zeer hard op de buitenzijde van zijn rechterelleboog gevallen. Hoewel de toen gemaakte röntgenfoto's geen afwijkingen vertoonden, heeft hij toch een periode van zes weken niet kunnen spelen! Destijds luidde de diagnose: zware kneuzing van de elleboog.

Inspectie

Wanneer beide ellebogen maximaal gestrekt zijn, blijkt er een geringe beperking van de extensie van de rechterelleboog te zijn. Een belangrijker bevinding is dat in deze maximale extensiestand de rechterelleboog iets meer valgusstand toont dan de linkerelleboog in meer extensie! Dit betekent immers dat er sprake is van een valgusdeformiteit, een van de mogelijke oorzaken van compressie van de (mediaal verlopende) n. ulnaris.

Interpretatie   De anamnese wijst op een compressieneuropathie van de n. ulnaris ter hoogte van, of in de directe nabijheid van de cubitale tunnel. Verder is er een trauma op 16-jarige leeftijd in de voorgeschiedenis en een bij de inspectie zichtbare valgusdeformiteit. Dit wijst meestal op een letsel van de apofysairschijf van de laterale epicondyl. Patiënt heeft immers zes weken niet kunnen handballen!

Functieonderzoek

– Afgezien van de geringe beperking van de extensie, zijn verder alle elleboogfuncties normaal.
– Aangehouden maximale flexie van de elleboog en extensie van de pols (rek van de n. ulnaris) veroorzaken de voor patiënt bekende klachten.
– De test van Tinel (met de vingertoppen kloppen op de n. ulnaris) is positief juist proximaal van de mediale epicondyl.

Diagnose

Compressieneuropathie van de n. ulnaris als gevolg van een valgusdeformiteit van de elleboog, veroorzaakt door een eerder doorgemaakt letsel van de apofysairschijf van de laterale epicondyl

Therapie

Voorzichtige mobiliteitsoefeningen van de n. ulnaris (ritmisch rekken zonder dat hierbij klachten worden geprovoceerd: 'neural flossing of gliding') is altijd de moeite van het proberen waard *(figuur 6-1 en 6-2)*.[1] Verder is het belangrijk dat patiënt precies weet waardoor zijn klachten worden veroorzaakt en het vermijden van de provocatiemomenten is eveneens van belang.

Steunen op de elleboog wordt afgeraden evenals langdurige eindstandige flexie van de arm; bij dit laatste wordt de n. ulnaris immers op rek gebracht.

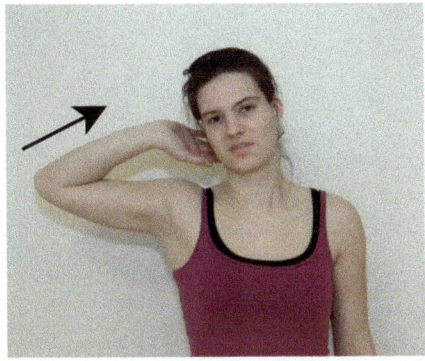

Figuur 6-1
Neural flossing ('gliding'): de n. ulnaris wordt naar distaal getrokken.

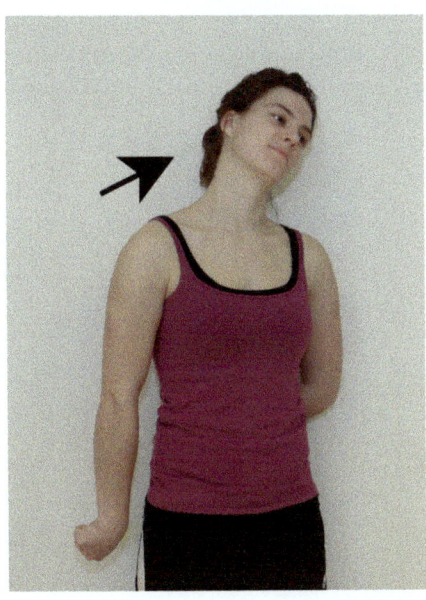

Figuur 6-2
Neural flossing: de n. ulnaris wordt naar proximaal getrokken.

De oefening bestaat uit een afwisseling van houding zoals weergegeven op figuur 6-1 en 6-2.

Zodra er echter sprake is van sensibiliteitsverlies en/of krachtsverlies, en conservatieve therapie geen verbetering brengt, mag niet te lang meer worden afgewacht en dient chirurgisch te worden ingegrepen.

Deze patiënt was dermate gerustgesteld dat hij naast de 'neural flossing'-oefeningen verder geen therapie wilde.

Literatuur

1 Oskay D, Meriç A, Kirdi N, Firat T, Ayhan C, Leblebicioğlu G. Neurodynamic mobilization in the conservative treatment of cubital tunnel syndrome: long-term follow-up of 7 cases. J Manipulative Physiol Ther 2010 Feb;33(2):156-63.

6a Compressieneuropathie van de n. ulnaris

Tom Roeling

Inleiding

Compressie van de n. ulnaris is – na die van de n. medianus – de meest voorkomende zenuwbeknelling van de bovenste extremiteit. Dit komt door zijn oppervlakkige ligging in de elleboog en de pols. Inklemming van de zenuw rond de elleboog komt het meest voor.[1] Iets minder frequent ontstaat compressie in het kanaal van Guyon in de pols. Onder werknemers die frequent repeterend werk met de arm doen is de incidentie van n. ulnarisentrapment rond de elleboog circa 1% per werknemer per jaar.[2] Risicoverhogende factoren zijn: het voortdurend hanteren van een instrument, overgewicht of de aanwezigheid van een andere werkgerelateerde aandoening zoals een tennisarm of een carpaletunnelsyndroom.[2]

Als de n. ulnaris wordt gecomprimeerd en er daardoor uitval ontstaat van sensibiliteit en motoriek, dan zijn de uitvalsverschijnselen afhankelijk van de locatie van de inklemming. Kennis van de anatomie van de n. ulnaris is belangrijk om deze uitvalsverschijnselen te kunnen verklaren.

De anatomie van de n. ulnaris

De nervus ulnaris ontstaat uit de fasciculus medialis (in de okselholte) die op zijn beurt weer ontstaat uit de truncus inferior van de plexus brachialis (figuur 6a-1).

De n. ulnaris bevat vezels van spinale zenuwen C8 en T1 en is daarmee, gelet op de verdeling van dermatomen op de arm, geassocieerd met de ulnaire/mediale zijde van onderarm en hand. In de bovenarm bevindt de zenuw zich in de mediale neurovasculaire bundel, mediaal van de m. brachialis in het ventrale bovenarmcompartiment (figuur 6a-2).

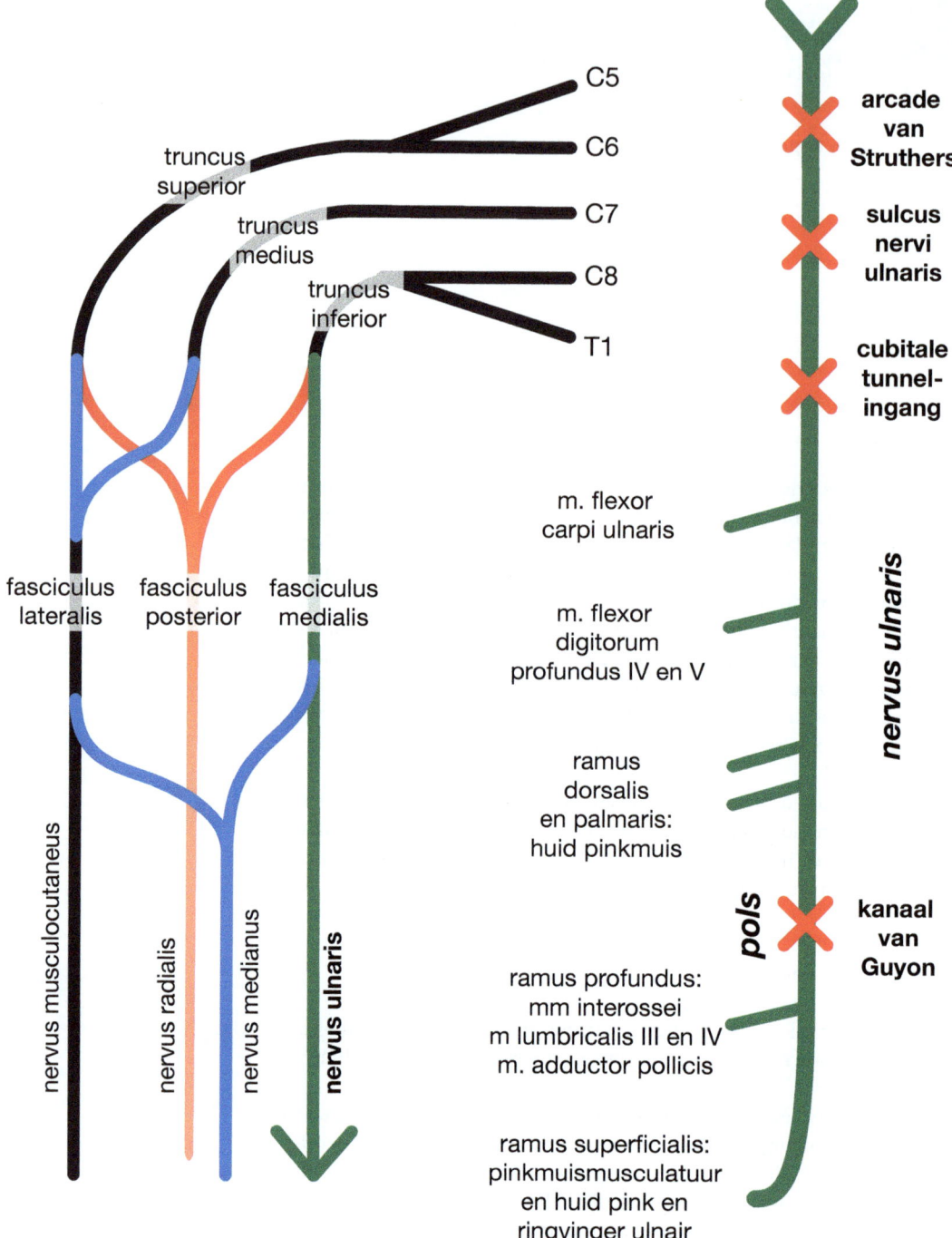

Figuur 6a-1
Schematisch overzicht van de plexus brachialis en het verloop van de n. ulnaris tot in de hand.

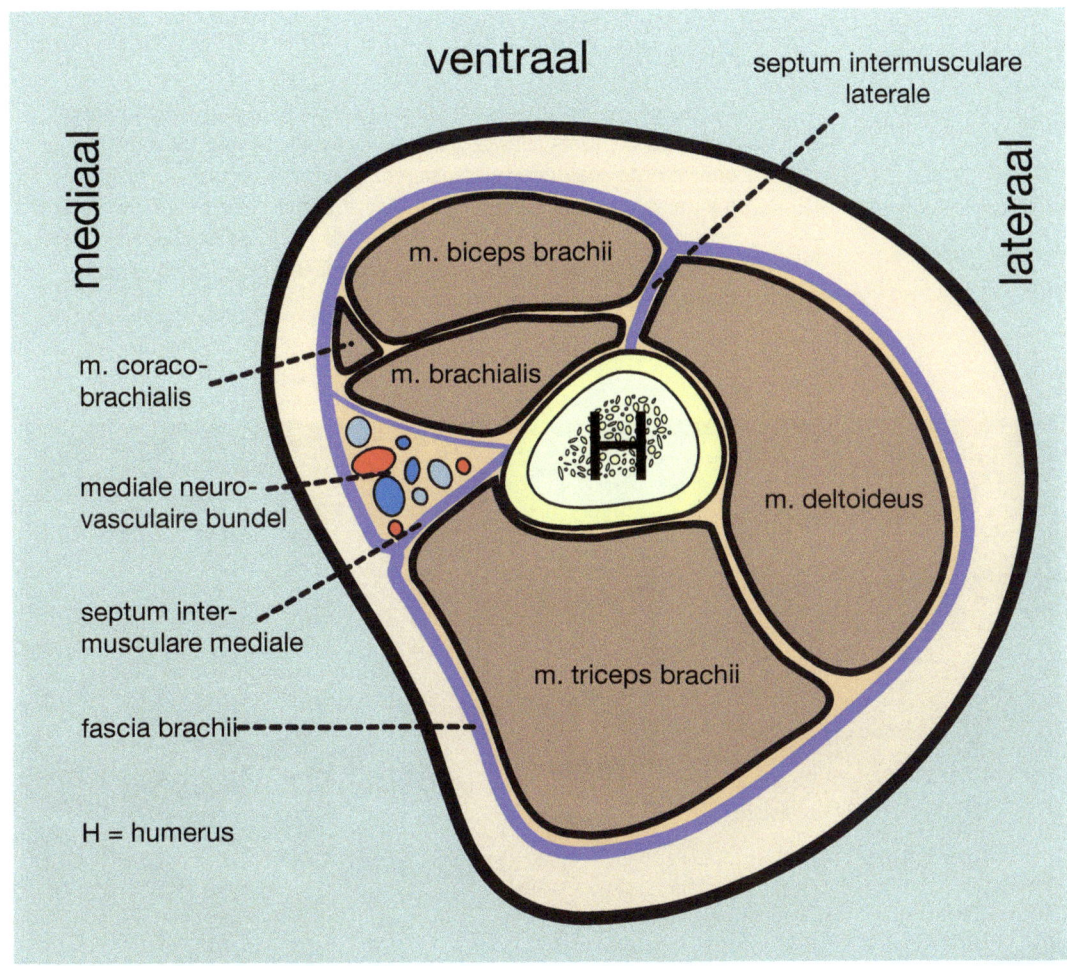

Figuur 6a-2
Transversale doorsnede door het proximale deel van de bovenarm.

Doordat in de elleboog gedurende de ontogenese* een rotatie plaatsvindt, waardoor bijvoorbeeld de laterale onderarmspieren een flexorfunctie hebben gekregen in de elleboog, is de n. ulnaris ter hoogte van de elleboog aan de dorsale zijde beland. Om van het ventrale compartiment naar dorsaal te komen moet de n. ulnaris het mediale intermusculaire septum passeren (*figuur 6a-2*): deze passage wordt de arcade van Struthers genoemd en bevindt zich op ongeveer 8 cm proximaal van de epicondylus medialis (*figuur 6a-3*), niet te verwarren met het *ligament* van Struthers, dat in de buurt van de n. medianus ligt, vlak boven het ellebooggewricht.

---

* Ontogenese (= ontogenie): de ontwikkeling van een levend wezen van eicel tot de volwassen toestand.

De arcade van Struthers

De arcade van Struthers is niet altijd (duidelijk) aanwezig; wetenschappelijke literatuur toont aanwezigheid van de arcade bij 13% tot 100% van de onderzochte anatomische preparaten.[3] Kennelijk bestaat er veel anatomische variatie met betrekking tot deze structuur. Wel is men het erover eens dat op deze locatie inklemming van de n. ulnaris kan optreden; het risico is vooral groot na een operatie waarbij een anterieure n. ulnaristranspositie is toegepast.

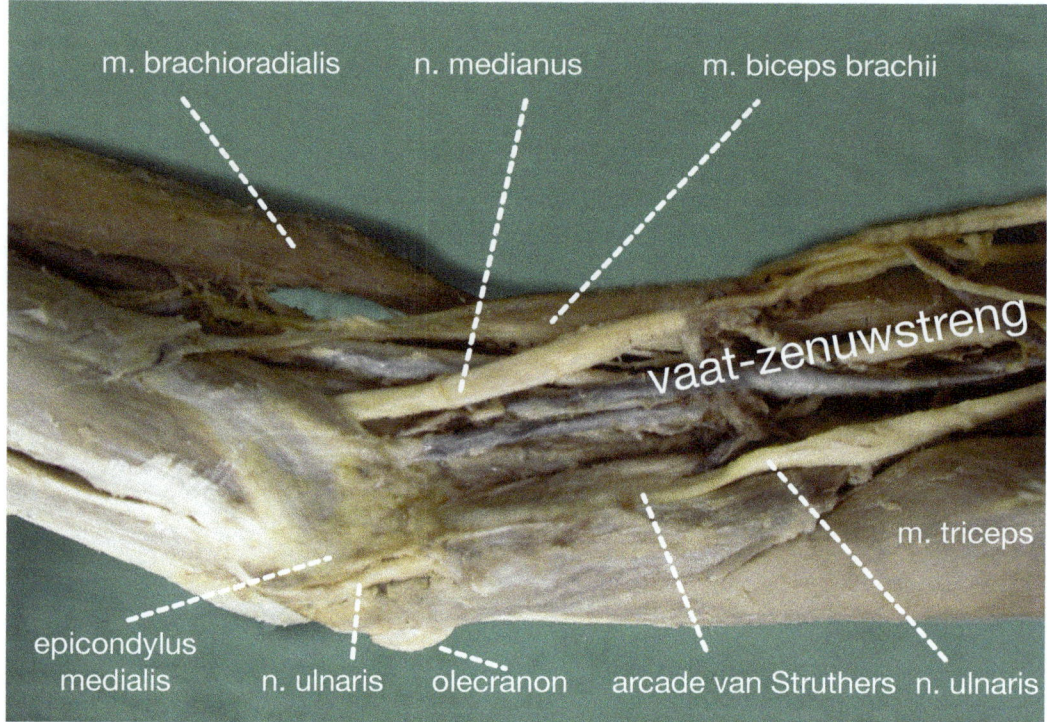

Figuur 6a-3
Dit anatomisch preparaat* toont onder andere de n. ulnaris en de plaats waar deze het septum intermusculare mediale 'doorboort': de arcade van Struthers.

Sulcus nervi ulnaris

De tweede plaats, waar de zenuw klem kan komen te zitten is tussen de epicondylus medialis en het olecranon in de sulcus nervi ulnaris. Tussen

---

* Bron: *afdeling Anatomie van het UMC Utrecht.*

de twee botstukken is meestal een ligament gespannen, dat gezien wordt als een overblijfsel van het epitrochleaire deel van de m. anconeus *(zie kader)*. Dit ligament wordt ook wel het cubitale tunnelretinaculum genoemd *(figuur 6a-4)*.[4]

Het cubitale tunnelretinaculum dat de sulcus nervi ulnaris overspant, voorkómt dislocatie van de n. ulnaris bij flexie, maar kan de oorzaak zijn van een vergrote tractie bij die beweging. Ook verkleint het de doorgang van de n. ulnaris ter hoogte van de epicondylus medialis en duwt het de zenuw dichter tegen het ligamentum collaterale ulnare *(figuur 0-9)*.

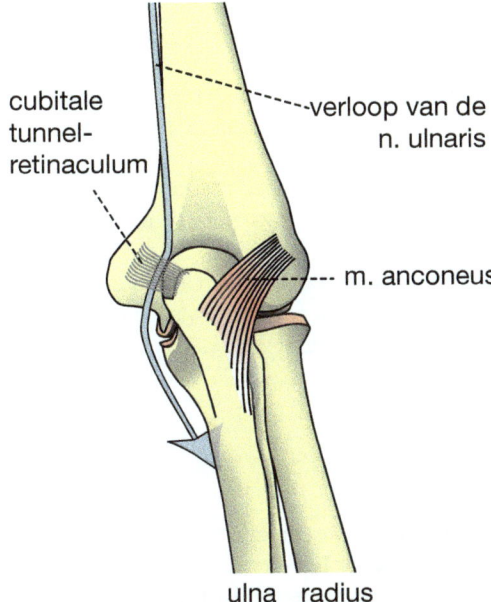

Figuur 6a-4
Achteraanzicht van de elleboog: getoond worden de m. anconeus en het cubitale tunnelretinaculum.

De m. anconeus en de m. anconeus epitrochlearis

De m. anconeus bevindt zich aan de dorsolaterale zijde van de elleboog. Hij ontspringt van de *laterale* epicondyl en insereert aan de dorsale zijde van de ulna. De spier is – evenals de m. triceps – een extensor van de elleboog. Het aandeel van de m. anconeus bij het strekken van de elleboog is het grootst tijdens het langzaam strekken van de arm onder geringe belasting. Bij snelle strekbewegingen en bij hoge belastingen is vooral de m. triceps actief.[5]

De m. anconeus *epitrochlearis* ontspringt van de epicondylus *medialis* en insereert aan het olecranon. Onder de spier bevindt zich de n. ulnaris. De m. anconeus epitrochlearis is een klein rudimentair spiertje dat wordt gevonden bij circa 10% van de personen die een cubitale tunnel-release ondergaan. Aanwezigheid van de spier verhoogt de kans op een cubitale-

M. anconeus

M. anconeus epitrochlearis

tunnelsyndroom. Bij de meeste mensen ontbreekt de spier en is alleen sprake van een ligament dat de cubitale tunnel overspant *(figuur 6a-4)*. Dit ligament wordt ook wel het cubitale tunnelretinaculum genoemd. De term 'retinaculum' is eigenlijk niet correct, omdat een retinaculum een versteviging van een fascie is. Het 'cubitale tunnelretinaculum' heeft echter een duidelijk *ligamentaire* structuur.

De manier waarop de n. ulnaris gefixeerd wordt in de sulcus nervi ulnaris verschilt per individu. O'Driscoll et al.[4] beschreven vier verschillende anatomische variaties *(figuur 6a-5)*:

- type 0: het cubitale tunnelretinaculum is volledig afwezig. Dit kan leiden tot luxatie van de zenuw uit de groeve tijdens flexie van de elleboog.
- type 1a: het retinaculum is lax bij extensie van de elleboog en strak gespannen bij volledige flexie. Dit type komt het meest voor, wordt als normaal beschouwd, en leidt gewoonlijk *niet* tot compressie van de zenuw.
- type 1b: het retinaculum staat gespannen van 90° flexie tot volledige flexie. Dit kan compressie van de zenuw veroorzaken bij (langdurige) flexie van de elleboog.
- type 2: er is geen sprake van een retinaculum maar van een spier: de m. anconeus epitrochlearis. Dit kan leiden tot compressie van de zenuw in alle standen als gevolg van het relatief grote volume van de spier.

Cubitale tunnel

Net distaal van de sulcus begint de *eigenlijke* cubitale tunnel. De cubitale tunnel*ingang* wordt meestal gevormd door het – reeds beschreven – cubitale tunnelretinaculum of door de m. anconeus epitrochlearis. Als beide afwezig zijn dan bestaat de cubitale tunnelingang uit een scherp afgebakende arcade *(figuur 6a-5: type 0)* die wordt gevormd door de beide origo's van de m. flexor carpi ulnaris, te weten aan de epicondylus medialis en het olecranon. De cubitale tunnel (met daarin de n. ulnaris) wordt in de onderarm bedekt door de m. flexor carpi ulnaris *(figuur 6a-5)*. Motorische takken naar de m. flexor carpi ulnaris en de m. flexor digitorum profundus digiti IV en V splitsen op dit niveau af. Beschadigingen van de n. ulnaris *distaal* van dit niveau zullen dus niet leiden tot uitval van deze spieren.

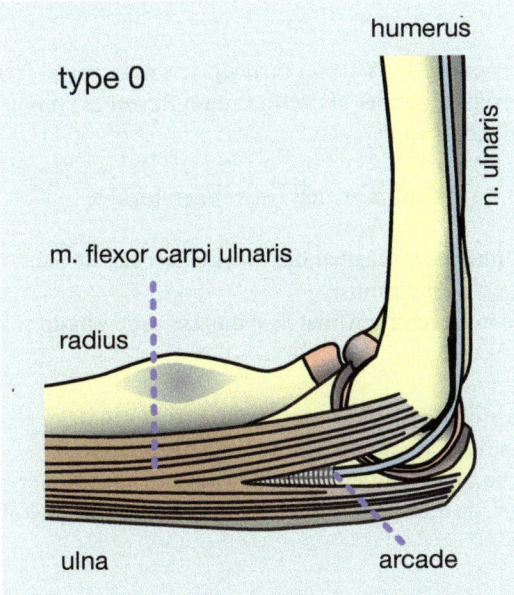
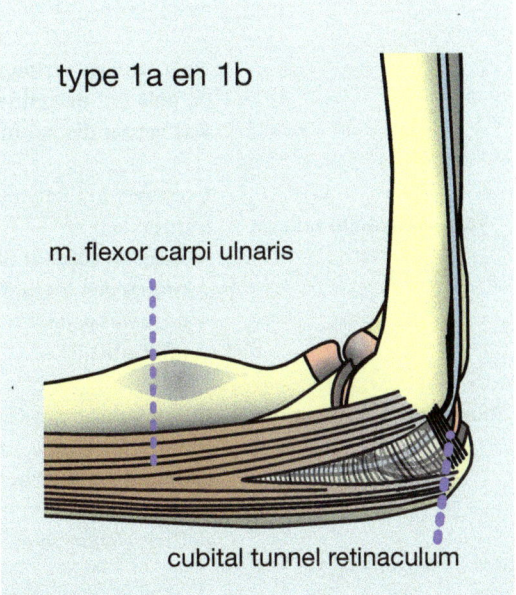
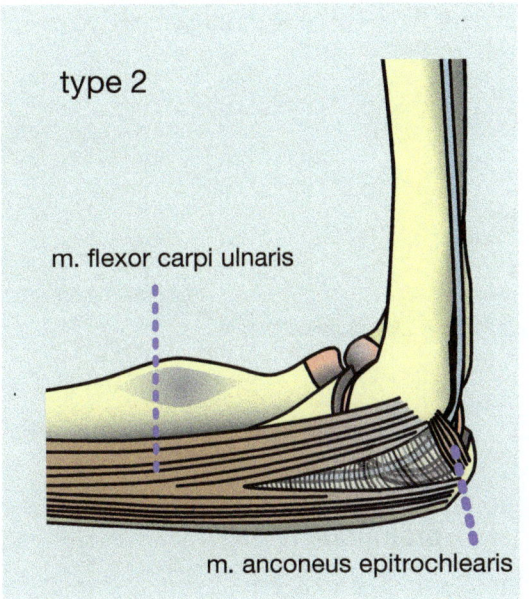

Figuur 6a-5
(naar O'Driscoll et al.)[4]

Kanaal van Guyon*

De n. ulnaris verloopt vlak onder de m. flexor carpi ulnaris naar distaal. Bij de pols ligt de zenuw stevig vast onder het retinaculum flexorum en nog wat verder distaal in het kanaal van Guyon.

Twee sensibele takken Even *voor* het kanaal van Guyon splitsen zich twee oppervlakkige huidtakken af:
- *de ramus dorsalis*: deze innerveert sensibel het ulnaire deel van de handrug en een klein deel van de pinkmuis;
- *de ramus palmaris*: deze innerveert sensibel de palmaire zijde van de pinkmuis.

Ramus profundus splitst zich af In het kanaal van Guyon splitst de ramus profundus zich af van de n. ulnaris. De ramus profundus verloopt door een kleine opening in de aponeurosis naar het diepe compartiment van de handpalm. Daar innerveert hij de mm. interossei, de mm. lumbricales III en IV en de m. adductor pollicis (*figuur 6a-6*).

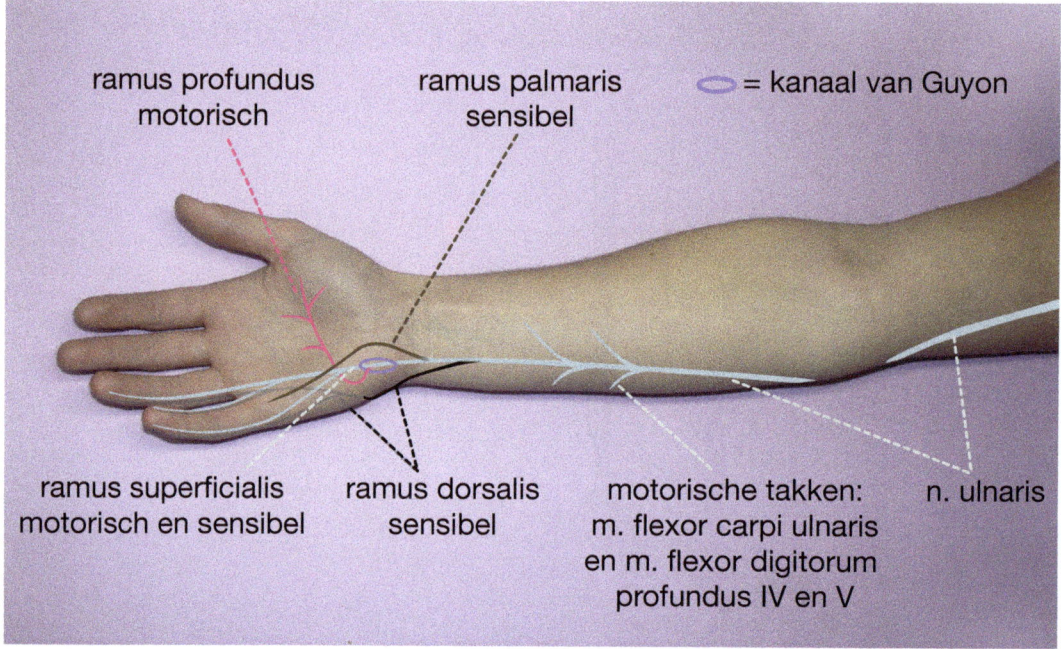

Figuur 6a-6
Vereenvoudigde weergave van het verloop van de n. ulnaris en zijn vertakkingen.

---

* Meer informatie over het verloop (en compressie) van de n. ulnaris in het kanaal van Guyon is te vinden in een eerder verschenen boek van 'Orthopedische casuïstiek': *Onderzoek en behandeling van middenhand en vingers (hoofdstuk 9a).*

De n. ulnaris wordt na afsplitsing van de ramus profundus in het verdere verloop 'ramus superficialis' genoemd. Distaal aan het einde van het kanaal van Guyon innerveert de ramus superficialis – motorisch – de pinkmuis*spieren* en – sensibel – de huid van de pink en het ulnaire deel van de ringvinger (*figuur 6a-6*).

Ramus superficialis

Compressie van n. ulnaris: de plaats bepaalt de uitval

De zenuwvezels in de n. ulnaris vinden hun oorsprong in de spinale zenuwen van C8 en T1. Vanaf de spinale zenuw tot in de hand kan compressie van zenuwvezels ontstaan. De plaats van de compressie bepaalt in welke spieren uitval optreedt en waar de sensibiliteit verstoord is. Het maakt veel uit of er compressie bestaat van de wortel van C8/T1 (*zie bijlage V voor de dermatomen*), de truncus inferior, de fasciculus medialis of van de n. ulnaris zelf; daarbij maakt het ook nog uit waar precies de n. ulnaris gecomprimeerd wordt.

Compressie *boven* de elleboog veroorzaakt, behalve motorische en sensibiliteitsstoornissen in de hand, motorische uitval van de door de n. ulnaris geïnnerveerde *onderarm*spieren.

Nota bene: bij *partiële* uitval van de zenuw is het vaak lastiger om bij klinisch onderzoek de exacte plaats van compressie te achterhalen dan wanneer sprake is van een *totale* uitval van de zenuw.

Compressie van de radix van C8 of T1 veroorzaakt – naast motorische uitval – stoornissen van sensibiliteit in *één* dermatoom, maar zowel aan de ventrale als dorsale kant van de arm (*zie bijlage V*).

C8 of T1

Een laesie van de truncus inferior veroorzaakt – naast motorische uitval – stoornissen van de sensibiliteit van *beide* dermatomen (C8 en T1). Zowel de dorsale als ventrale zijde van de arm is hierbij betrokken.

Truncus inferior

Uitval van de fasciculus medialis levert – naast motorische uitval – stoornissen op van de sensibiliteit van de mediale kant van onderarm (n. cutaneus antebrachii medialis).

Fasciculus medialis

Uitval van de n. ulnaris heeft consequenties voor de spierfunctionaliteit, maar deze is afhankelijk van de exacte locatie van het letsel.

N. ulnaris

Compressie boven de elleboog

Bij uitval *boven* de elleboog zullen de kleine handspieren én de – door de n. ulnaris geïnnerveerde – onderarmspieren uitvallen.

Compressie rond het kanaal van Guyon

Een inklemming van de zenuw ter hoogte van het kanaal van Guyon geeft uitval van de kleine handspiertjes en de huid van de pink en ulnaire zijde van de ringvinger. De sensibiliteit van de *hand* blijft echter – zowel dorsaal als ulnair – intact; het ulnaire deel van de hand wordt immers geïnnerveerd door de ramus dorsalis en ramus palmaris die beide *proximaal* van het polsgewricht aftakken en dus niet door het kanaal van Guyon lopen.

Literatuur

1 Elhassan B, Steinmann SP. Entrapment neuropathy of the ulnar nerve. J Am Acad Orthop Surg 2007 Nov;15(11):672-81.
2 Descatha A, Leclerc A, Chastang JF, Roquelaure Y. Incidence of ulnar nerve entrapment at the elbow in repetitive work. Scand J Work Environ Health 2004;30(3):234-40.
3 Siqueira MG, Martins RS. The controversial arcade of Struthers. Surg Neurol 2005;64 Suppl 1:S1:17-20.
4 O'Driscoll SW. Horii E. Carmichael SW. Morrey BF. J Bone Joint Surg (Br) 1991 Jul;73(4):613-7.
5 Lohman AHM. Vorm en beweging. 9e druk. Houten/Diegem: Bohn Stafleu Van Loghum, 2000:215.

7 Acute pijn aan de anterieure zijde van de elleboog bij een 45-jarige man, ontstaan tijdens het tillen van een kist

Roger van Riet

Een 45-jarige havenarbeider deed al jaren zwaar fysiek werk. Zijn werkzaamheden bestonden vooral uit het tillen en verplaatsen van zware voorwerpen. Tijdens het optillen van een kist voelde hij plotseling pijn aan de voorzijde van zijn rechter dominante elleboog. De man liet de kist direct vallen en merkte dat een spier in zijn bovenarm zich richting schouder had verplaatst. Hij ging naar de medische dienst in de haven, waar al direct een beginnend hematoom zichtbaar werd. Patiënt werd doorverwezen naar het plaatselijke ziekenhuis, waar hij een week na het voorval wordt gezien op de afdeling Orthopedie.

Bij specifieke navraag herinnert de patiënt zich dat hij een aantal jaren geleden al eens een periode van pijn aan de voorzijde van de elleboog heeft gehad. Zonder behandeling was dit echter overgegaan. Hierna had hij zo nu en dan milde pijn bij zware belasting.

Status praesens

In rust heeft patiënt weinig last. Wel ontstaat pijn als hij zijn arm gebruikt om voorwerpen te tillen of als hij zijn arm probeert te strekken.

Inspectie

Er is sprake van een milde verkleuring van de huid, wijzend op een oud hematoom. De spierbuik van de m. biceps brachii bevindt zich verder naar proximaal in vergelijking met de linkerzijde. Dit wordt duidelijk zichtbaar als patiënt gevraagd wordt een gewicht in zijn hand te dragen met gebogen elleboog. Patiënt is nog goed in staat zijn elleboog te buigen en te strekken.

Figuur 7-1
De spierbuik van de m. biceps brachii bevindt zich verder naar proximaal in vergelijking met die aan de linkerzijde.

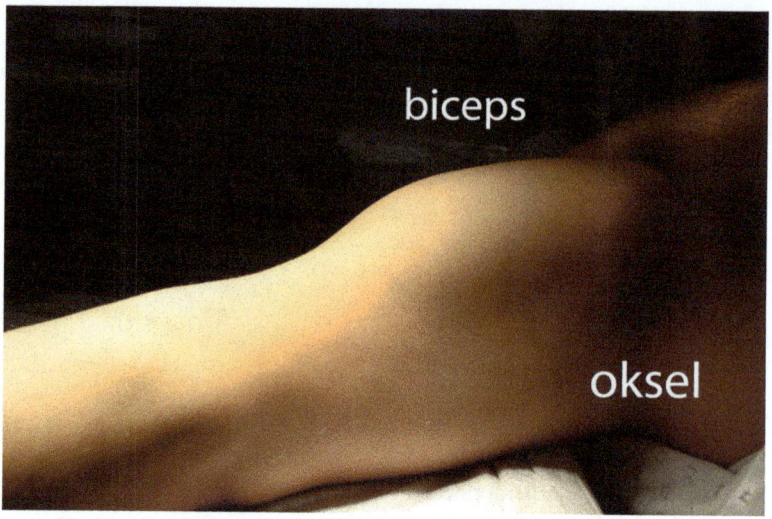

Functieonderzoek

- De mobiliteit van de elleboog is normaal; wel is sprake van pijn aan de anterieure zijde bij eindstandige extensie.
- Stabiliteitstesten zijn negatief.
- Flexie tegen weerstand is pijnlijk en ook iets verzwakt.
- Supinatie tegen weerstand is pijnlijk en zwakker dan aan de heterolaterale zijde.
- De weerstandstesten van de *pols* tonen geen afwijkingen.

Interpretatie Anamnese en klinisch onderzoek wijzen sterk op een partiële of totale bicepspeesruptuur. Flecteren van de arm is, bij een ruptuur van de m. biceps brachii, nog goed mogelijk omdat de m. brachialis gewoonlijk nog intact is.

Differentiaaldiagnostisch kan men nog denken aan een tendinitis, tendinose of bursitis, maar gezien het acute ontstaan van de pijn en de naar proximaal verplaatste spierbuik van de m. biceps is dit erg onwaarschijnlijk.

Specifieke palpatie

Ter hoogte van de elleboog is geen duidelijke bicepspees palpabel. Pijn tijdens de palpatie bemoeilijkt echter het onderzoek.

De hook-test *(zie bijlage II)* is positief. Hierbij haakt de onderzoeker met de wijsvinger achter de bicepspees vanaf lateraal en achter de lacertus fibrosus vanaf mediaal. Bij patiënt zijn beide structuren niet palpabel.

Aanvullend onderzoek

- De röntgenfoto toont een afplatting van de tuberositas radii. Afplatting van de tuberositas wijst op een langdurige insertietendinopathie: multipele scheurtjes die genezen en opnieuw optreden veroorzaken calcificatie ter hoogte van de insertie.
- Echografie toont de ruptuur van de m. biceps brachii.

> **Diagnose**
>
> Distale bicepspeesruptuur

Therapie

De behandeling van een volledige ruptuur van de distale bicepspees is in principe heelkundig. Bij oudere personen of patiënten met een zwakke algemene gezondheid kan conservatieve therapie worden overwogen.

Operatieve fixatie

Er zijn meerdere manieren om de biceps te re-insereren aan de tuberositas radii. De sterkste fixatie wordt verkregen door middel van een endobutton.[1] De bicepspees wordt samen met de endobutton door een bottunnel in de radius gebracht (figuur 7-5). De tunnel wordt in twee 'delen' gemaakt:
1 Eerst wordt een *brede* tunnel gemaakt door de eerste cortex en het intramedullair kanaal *tot* aan de tweede cortex (aan de andere kant van de radius).
2 Dan wordt een tweede, *smalle* tunnel in de tweede cortex gemaakt. De button past daar alleen in de lengte door. Dus als hij wordt omgeklapt voorbij de tweede cortex, kan hij niet meer terug.

De spanning van de biceps zorgt ervoor dat de button tegen de tweede cortex blijft zitten, als een knoop tegen een knoopsgat. De bicepspees komt na de operatie strakker te staan dan voorheen het geval was. Hiermee trekt de pees de button strak tegen de radius.

Patiënt wordt op de hier beschreven wijze geopereerd.

Follow-up

Postoperatief wordt er 48 uur een dik verband aangelegd dat dient om nabloeding te beperken. De elleboog mag direct gemobiliseerd worden. Als er na de operatie veel spanning op de pees staat, is het soms moeilijk de eindstandige extensie te herwinnen. Actieve flexie mag op geleide van de pijn. Lichte gewichten zijn toegestaan na zes weken. Zware belastingen dienen drie maanden te worden vermeden.

Figuur 7-2
De stomp van de biceps wordt uit de wond gebracht. Er is sprake van een volledige ruptuur.

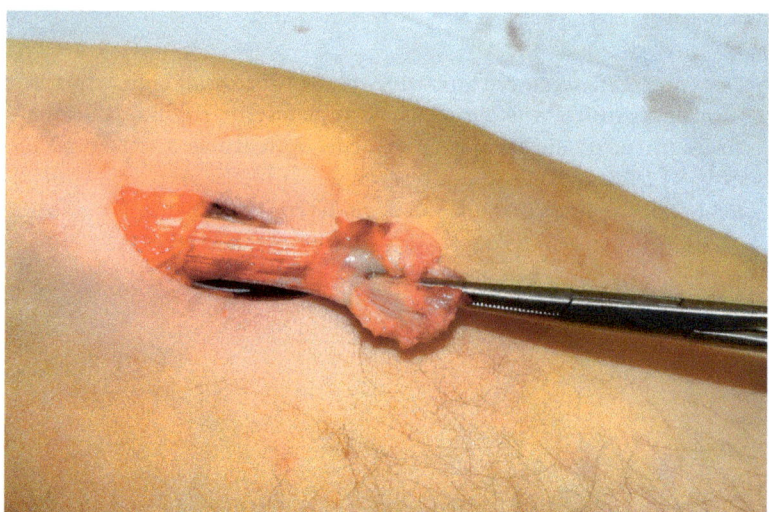

Figuur 7-3
Met niet-resorbeerbare hechtdraad wordt een 'endobutton' gefixeerd aan de pees.

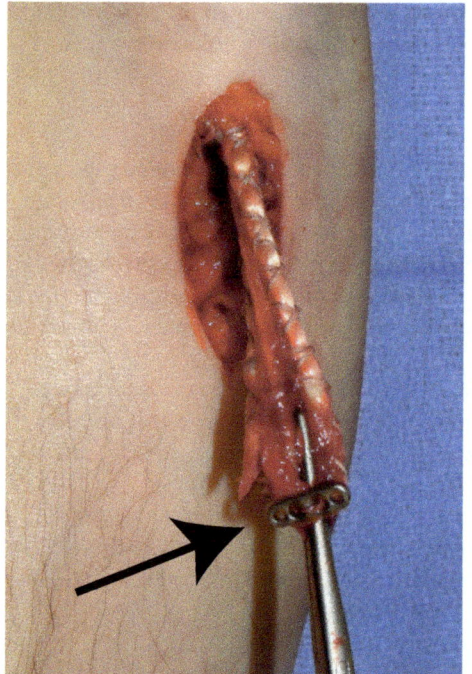

Patiënt houdt zich goed aan het hiervoor beschreven programma en is na drie maanden in staat zijn werkzaamheden weer te hervatten; wel wordt er tijdens zijn werkzaamheden op de haven nog enkele maanden rekening gehouden met een verminderde belastbaarheid van de arm.

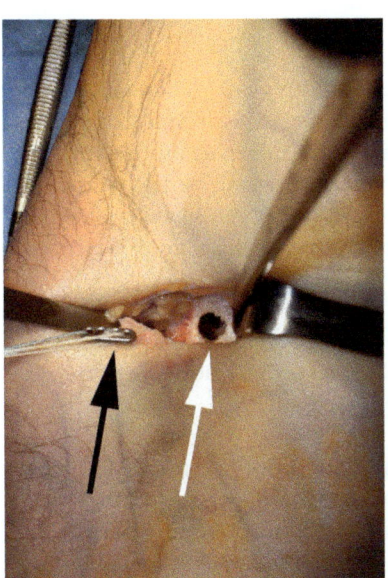

Figuur 7-4
De pees van de biceps wordt in een bottunnel (witte pijl) gebracht. De endobutton (zwarte pijl) gaat door de smallere tunnel in de tweede cortex en wordt dan omgeklapt, waardoor deze gefixeerd wordt.

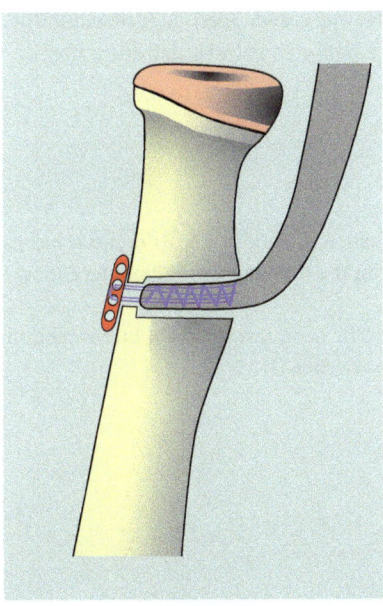

Figuur 7-5
Principe van fixatie door middel van een endobutton: de bicepspees wordt samen met de endobutton door een bottunnel in de radius gebracht. De endobutton wordt dan voorbij de tweede cortex gekanteld zoals een knoop in een knoopsgat.

Bespreking

De diagnose van een distale bicepspeesruptuur werd bij deze patiënt gesteld op basis van de anamnese, inspectie, het klinisch onderzoek en de technische onderzoeken. Het geslacht, de leeftijd en de professionele belasting van de patiënt alsmede het ontstaansmechanisme zijn typisch voor dit letsel. Mogelijk was bij deze patiënt al sprake van een verminderde belastbaarheid als gevolg van een tendinose of partiële bicepspeesruptuur enkele jaren eerder.

Een echografie kan het letsel goed zichtbaar maken. Een MRI kan de diagnose bevestigen, maar is soms moeilijk te interpreteren. Onderzoek.[2] toont dat de hook-test zelfs betrouwbaarder is dan MRI. Bij een volledige ruptuur is een MRI meestal niet noodzakelijk.

Differentiaaldiagnostisch is het meestal niet moeilijk een volledige scheur te differentiëren van een partiële ruptuur. Moeilijker is het wanneer er een vermoeden is van een partiële ruptuur. Het klinisch beeld, maar ook de technische onderzoeken zijn vrijwel identiek bij zowel een tendinose, bursitis als een partiële ruptuur van de distale bicepspees.

Reruptuur na een fixatie van een acute ruptuur van de bicepspees is zeldzaam. Resultaten zijn over het algemeen zeer goed, met uiteindelijk een flexie en supinatiekracht die meer dan 90% is in vergelijking met de andere zijde.

Literatuur

1 Bain GI, Prem H, Heptinstall RJ, Verhellen R, Paix D. Repair of distal biceps tendon rupture: A new technique using the Endobutton. J Shoulder Elbow Surg 2000;9:120-6.
2 O'Driscoll SW, Goncalves LB, Dietz P. The hook test for distal biceps tendon avulsion. Am J Sports Med 2007 Nov;35(11):1865-9.

8 Toenemende pijn en beperking in de elleboog binnen tien minuten na een val van de mountainbike

Roger van Riet

Tijdens het mountainbiken raakte een 24-jarige sportieve man de macht over het stuur kwijt en viel op de grond; met een uitgestrekte linkerhand kon hij zijn val enigszins breken. Dit veroorzaakte milde pijn in de elleboog. Aangezien hij de arm nog wel goed kon gebruiken, stapte hij weer op en vervolgde zijn route.

In de loop van circa tien minuten werd de elleboog echter stijf en nam de pijn fors toe: het werd steeds moeilijker op het stuur te steunen. Patiënt besloot uiteindelijk af te stappen en medische hulp te zoeken.

Nog dezelfde dag wordt hij gezien door de orthopeed (RvR).

Patiënt is computerprogrammeur van beroep, is in zijn vrije tijd zeer sportief (doet ook aan hardlopen), rookt niet en is verder kerngezond.

Status praesens

Er is sprake van een pijnlijke en stijve elleboog.

Inspectie

De elleboog is gezwollen.

Algemene palpatie

De elleboog is duidelijk warmer dan die aan de heterolaterale zijde.

Functieonderzoek

– mobiliteit: flexie: 110°, extensie: 75°; beide bewegingen zijn pijnlijk; pronatie en supinatie zijn pijnlijk, maar de mobiliteit is normaal;
– stabiliteit: niet te testen ten gevolge van pijn;

- weerstandstesten: niet te testen ten gevolge van pijn;
- specifieke testen: geen;
- onderzoek hand en pols: normaal klinisch onderzoek.

Specifieke palpatie

- pijn bij palpatie van de radiuskop;.
- een zachte, fluctuerende zwelling is palpabel in de radiohumerale goot, posterior van de radiuskop; dit is verdacht voor een hemartrose en indicatief voor een intra-articulaire fractuur;
- uitgesproken pijn bij pronatie en supinatie met digitale druk op de radiuskop.

Aanvullend onderzoek

- Röntgenfoto: de röntgenfoto toont een haemarthros met een positief posterior fat pad sign. Verder is een radiuskopfractuur zichtbaar.
- CT-scan: met CT kunnen gemakkelijk metingen worden verricht om de maximale verplaatsing van gefractureerde beenderen te bepalen. Ook eventuele ossaal geassocieerde letsels kunnen hiermee worden opgespoord. De CT-scan bevestigt de radiuskopfractuur: er is een maximale verplaatsing zichtbaar van 1 mm. Verder worden er geen geassocieerde ossale letsels in de elleboog gevonden.

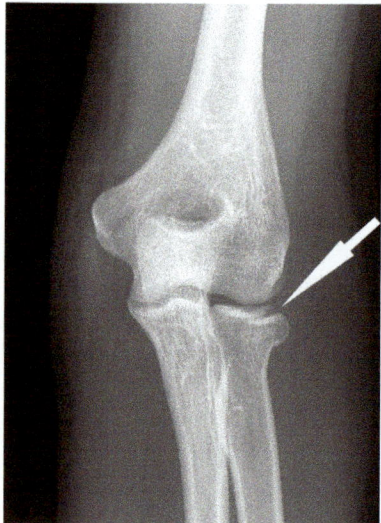

Figuur 8-1
De voor-achterwaartse röntgenfoto toont de radiuskopfractuur.

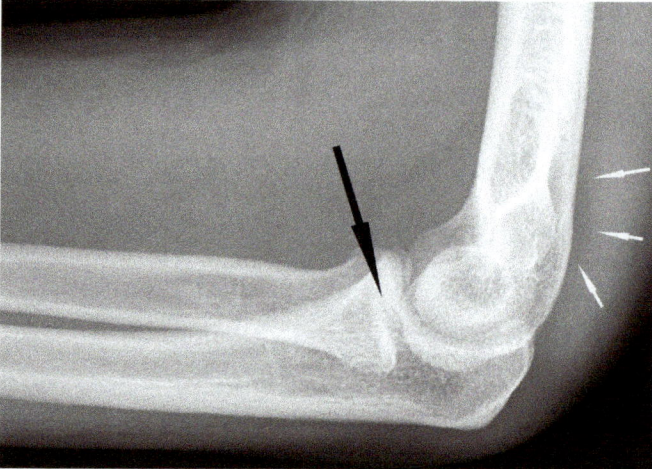

Figuur 8-2
Lateraal zicht van radiuskopfractuur (zwarte pijl). De hemartrose wordt indirect opgemerkt door het posterieure 'fat pad sign', zichtbaar als een iets donkerder gekleurde driehoek aan de achterzijde van de humerus (witte pijltjes).

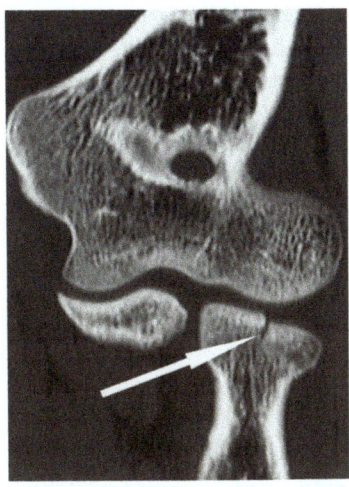

Figuur 8-3
CT-scan: frontaal zicht bevestigt de radiuskopfractuur.

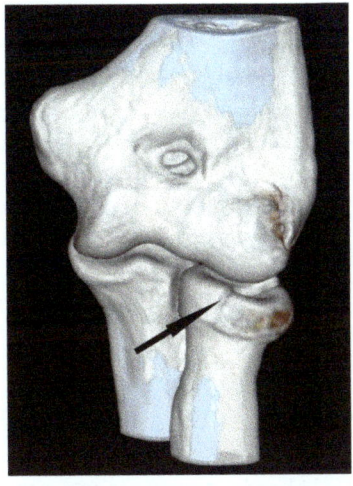

Figuur 8-4
3D CT: een driemensionale reconstructie geeft een meer ruimtelijke indruk van de elleboog.

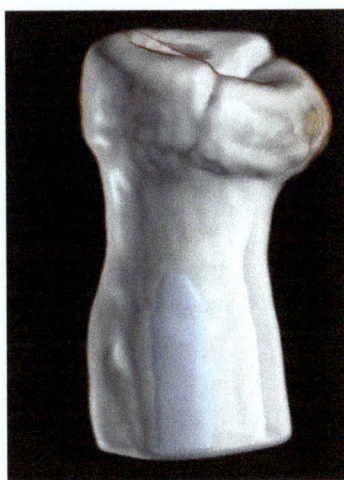

Figuur 8-5
3D CT: bij de driedimensionale reconstructie kunnen niet-relevante botstukken worden weggefilterd, zodat er een goed zicht is op de fractuur.

Diagnose

Radiuskopfractuur

Interpretatie   De diagnose van een radiuskopfractuur werd gesteld op basis van de anamnese, het klinisch onderzoek en de technische onderzoeken. Een val op de uitgestrekte hand is typisch. Een hemartrose werd klinisch vastgesteld en de diagnose werd bevestigd door een radiografie.

Vaak is er drukpijn over de radiuskop. Dit wordt soms geaccentueerd bij palpatie tijdens pronatie en supinatie, waarbij de fractuur onder de palperende vinger van de onderzoeker beweegt.

Het is belangrijk ook de mediale zijde van de elleboog goed te inspecteren. Een hematoom aan de mediale zijde wijst namelijk vaak op een letsel van de mediale band. Dit is een veelvoorkomend letsel, geassocieerd aan radiuskopfracturen.

Therapie

De behandeling van een niet-verplaatste radiuskopfractuur is functioneel. Een punctie van het gewricht met evacuatie van de hemartrose kan belangrijke pijnvermindering geven en de mobiliteit van de elleboog zal direct toenemen. Uiteraard is een punctie alleen aangewezen als dit kan gebeuren onder strikt aseptische omstandigheden.

De elleboog dient direct gemobiliseerd te worden om het beste resultaat te krijgen. Een draagdoek wordt gegeven en dient in principe als pijnstillende maatregel. De patiënt krijgt het advies de elleboog regelmatig uit de draagdoek te nemen en te bewegen binnen de pijngrens.

De eerste vier tot zes weken worden steunen, heffen en wringen niet toegestaan vanwege het risico op secundaire verplaatsing. Na één en na twee weken wordt een controle röntgenfoto genomen om secundaire verplaatsing uit te sluiten.

Als er na vier tot zes weken geen volledige mobiliteit is, is fysiotherapie aangewezen ter mobilisatie van de elleboog.

Bespreking

Radiuskopfracturen zijn de meest voorkomende fracturen van de elleboog. De behandeling is grotendeels afhankelijk van twee factoren.
- Ten eerste gaat het om de verplaatsing van de fragmenten ten opzichte van elkaar. Er wordt algemeen aangenomen dat een verplaatsing van minder dan 2 mm conservatief behandeld kan worden. Als de verplaatsing meer is dan 2 mm, is heelkunde aangewezen. Indien mogelijk worden de fragmenten gefixeerd met schroefjes of een plaat met schroeven. Als er meer dan drie fragmenten zijn, is het beter de radiuskop te verwijderen en in het merendeel van de gevallen te vervangen door een metalen prothese.
- De tweede factor is het bestaan van geassocieerde letsels. Ligamentaire letsels komen vaak voor, maar vooral andere fracturen, zoals fracturen van de processus coronoideus kunnen de behandeling beïnvloeden. Bij

de minste twijfel wordt dan ook een CT-scan gemaakt. Ten slotte kan ook een kraakbeenletsel voor een mechanische blokkade zorgen. Pronatie en supinatie van de onderarm zijn over het algemeen weinig pijnlijk en slechts licht beperkt bij een niet-verplaatste radiuskopfractuur. Als er *toch* een duidelijk mechanische blokkade is tegen pronatie en supinatie, kan zelfs bij een *niet*-verplaatste radiuskopfractuur een operatie noodzakelijk zijn.

De resultaten van de conservatieve behandeling van een niet-verplaatste radiuskopfractuur zijn goed tot zeer goed. Er kan volledig functioneel herstel worden verwacht bij de meerderheid van de patiënten. Een klein percentage zal een milde bewegingsbeperking houden die echter zelden grote functionele problemen geeft.

9 Spontaan gezwollen elleboog bij een gezonde 49-jarige man

Roger van Riet

In de loop van enkele weken ontstond een zwelling aan de achterzijde van de linkerelleboog bij een gezonde 49-jarige man. De zwelling was niet echt pijnlijk, maar wel hinderlijk bij het steunen of het rusten van de elleboog op een harde ondergrond zoals een tafel. De huisarts stelde de diagnose 'bursitis olecrani' en voerde een punctie uit. Het gepuncteerde vocht bleek helder. De zwelling was na het aspireren grotendeels verdwenen, maar kwam geleidelijk, in enkele dagen, weer terug. Na enkele weken voerde de huisarts een tweede punctie uit. Toen na enkele dagen de zwelling weer terugkwam, werd patiënt doorverwezen naar de orthopeed (RvR) die hem circa drie maanden na het begin van de klachten onderzoekt.

Status praesens

Patiënt voelt zich kerngezond en heeft geen koorts. Hij heeft alleen lichte hinder van de zwelling aan de elleboog.

Inspectie

Een forse zwelling is zichtbaar aan de posterieure zijde van de elleboog, ter plaatse van het olecranon.

Algemene palpatie

De zwelling voelt enigszins warm aan in vergelijking met de niet-aangedane rechterelleboog.

Functieonderzoek

– de mobiliteit is normaal (extensie: 0°; flexie: 140°; pronatie en supinatie: 80°);

Figuur 9-1
Een forse zwelling is zichtbaar aan de posterieure zijde van de elleboog, ter plaatse van het olecranon.

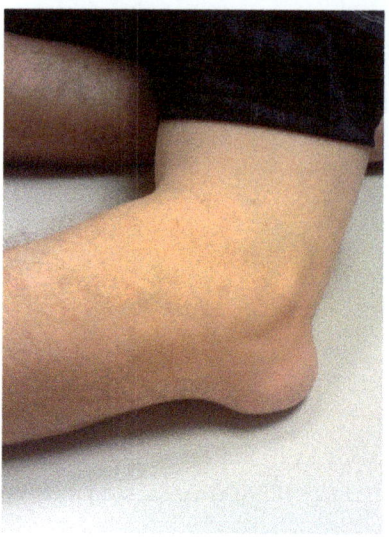

– stabiliteit: normaal;
– weerstandstesten: normaal.

Specifieke palpatie

Er is sprake van een pijnloze zachte zwelling direct achter het olecranon. Hier is duidelijk sprake van een gezwollen bursa: er zijn geen verdikkingen palpabel in de bursa.

Interpretatie Het verhaal van de patiënt, het functieonderzoek en de palpatie tonen duidelijk aan dat hier sprake is van een aseptische bursitis olecrani. Een *septische* (bacteriële) bursitis kunnen we hier uitsluiten: patiënt heeft geen koorts en de zwelling is niet rood. Een *septische* bursitis is bijna altijd vuurrood van uiterlijk (*figuur 10-1*).

In sommige gevallen wordt een aseptische bursitis olecrani veroorzaakt door een ossale afwijking aan het olecranon zoals een osteofyt of artrose van de elleboog. Beeldvormend onderzoek is nodig om eventueel onderliggende oorzaken uit te sluiten.

Aanvullend onderzoek

De röntgenfoto toont geen ossale afwijkingen.

Diagnose

Aseptische bursitis olecrani

Therapie

De behandeling is conservatief. Aan patiënt wordt uitgelegd dat de zwelling vanzelf zal verdwijnen. Irritatie van de bursa dient vermeden te worden. Steunname of het rusten op een harde ondergrond wordt afgeraden. Een kussentje onder de elleboog of een zacht, eventueel compressief verband kan worden aangelegd.

Ontstekingsremmers hebben soms een positief effect.

Follow-up

Drie maanden later is de zwelling volledig verdwenen en patiënt heeft verder geen hinder meer van de elleboog.

Bespreking

Bij een bursitis olecrani is het verleidelijk een punctie uit te voeren van de bursa. Helaas is het vaak teleurstellend voor de patiënt dat de zwelling snel terugkomt. Een punctie is ook niet geheel zonder risico's. De bursa kan infecteren als de punctie niet onder strikt aseptische omstandigheden gebeurt. Zo kan een aseptische bursitis ontaarden in een septische.

Operatie

Een operatie is, zowel voor de septische als aseptische bursitis olecrani, niet altijd noodzakelijk.

Als er – bij de aseptische bursitis – een duidelijk verdikte bursawand palpabel is of als er inclusies zijn in de bursa, kunnen deze voor blijvend ongemak zorgen en in die gevallen wordt een operatieve resectie van de bursa aangeraden. Dit kan dan endoscopisch gebeuren of via een kleine incisie.

Na de operatie wordt de elleboog tijdelijk geïmmobiliseerd om bloeding in de bursa en vooral om wondproblemen te voorkomen.

10 Pijn aan de dorsale zijde van de elleboog bij een 48-jarige man, spontaan ontstaan in één nacht

Koos van Nugteren

Een 48-jarige man werd 's morgens wakker met pijn aan de dorsale zijde van zijn rechterelleboog. In de loop van de ochtend nam de pijn nog toe: hierdoor werd het voor hem steeds lastiger zijn elleboog volledig te buigen en te strekken. Toen hij zich in de loop van de dag ook ziek begon te voelen en koorts kreeg (38 °C) besloot patiënt een arts te raadplegen.

Status praesens

Pijn aan de dorsale zijde van de elleboog. Patiënt heeft 38 °C koorts.

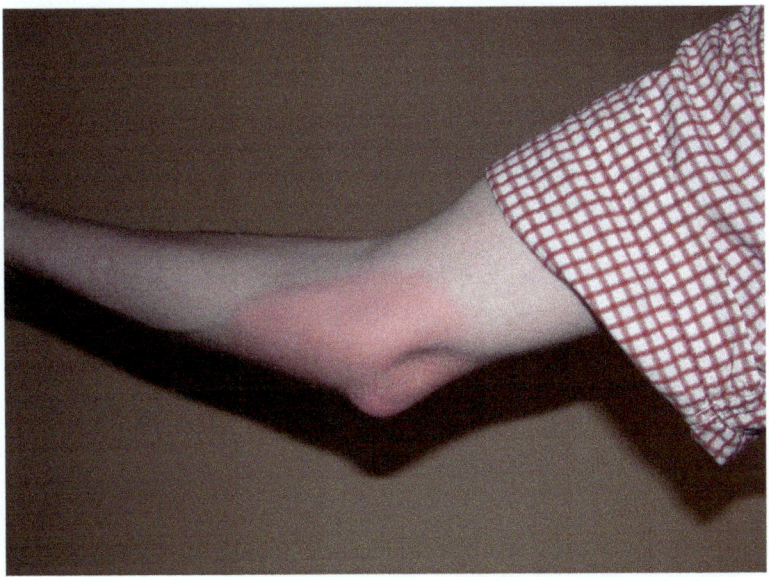

Figuur 10-1
Rubor, dolor, calor en tumor: de vier kenmerken van een ontsteking.

Inspectie

Er bestaan felle roodheid en zwelling, vooral aan de dorsale zijde van het gewricht. Een minuscuul restant van een wondje is hier zichtbaar.

Algemene palpatie

De elleboog voelt zeer warm aan.

Functieonderzoek

Pijnlijke beperking van de flexie en in mindere mate ook van de extensie. Bij het buigen van zijn arm heeft patiënt het gevoel dat hij aan de dorsale zijde iets moet 'losscheuren', wat veel pijn veroorzaakt.

Specifieke palpatie

Ter hoogte van het olecranon voelt het overliggende weefsel gezwollen aan. Er bestaat forse drukpijn ter plaatse van het olecranon.

Interpretatie

De diagnose is eenvoudig te stellen, want rubor, dolor, calor en tumor zijn dé symptomen van een ontstekingsproces. Het snelle, spontane ontstaan ervan en de begeleidende koorts wijzen op een bacteriële infectie: hier is sprake van een bacteriële bursitis subcutanea olecrani. Het wondje is de vermoedelijke 'ingang' geweest, waardoor de bacterie het lichaam is binnengekomen. Patiënt weet zich overigens niet te herinneren waardoor dit wondje is veroorzaakt.

De bewegingsbeperking doet sterk denken aan een capsulair patroon. In dit geval kan men echter beter spreken van een pseudocapsulaire bewegingsbeperking. Bij een ernstige bursitis kan de flexie beperkt raken door de gezwollen slijmbeurs, vooral wanneer sprake is van veel pijn. Het betreft hier dus geen capsulitis (= artritis).

Diagnose

Bacteriële bursitis olecrani

Therapie

Patiënt krijgt een kuur met een antibioticum.

Follow-up

Binnen enkele dagen verdwijnen de koorts en de bewegingsbeperking, waarna de elleboog weer normaal functioneert. Na een week zijn er alleen nog lichte verschijnselen van de bursitis merkbaar: lichte zwelling, warmte, pijn bij mechanische druk en een zeer geringe roodverkleuring.

Bespreking

Bursitis subcutanea olecrani is meestal een ontstekingsachtige aandoening als gevolg van mechanische irritatie van de slijmbeurs: vaak zijn het patiënten die veel op hun elleboog steunen. In dit geval is daarvan echter geen sprake. De vuurrode kleur, warmte, koorts en het kleine wondje leveren voldoende informatie om de diagnose 'septische bursitis' te kunnen stellen. Meestal is een huidkiem, zoals *Staphylococcus aureus*, de oorzaak van de infectie.

Antibiotica

De kuur met een antibioticum is een 'must', omdat de ontsteking zich anders misschien uitbreidt en er zelfs risico van sepsis bestaat. Als een kuur met oraal toegediende antibiotica niet helpt dan wordt men in het ziekenhuis behandeld met intraveneuze antibiotica. In vrijwel alle gevallen is dit afdoende.

In zeer ernstige gevallen kan een heelkundig debridement aangewezen zijn. Bij oudere patiënten met een slechte gezondheid opereert men iets sneller om een algemene sepsis te voorkomen.

11 Sinds acht maanden bestaande zwelling ter hoogte van het olecranon, ontstaan tijdens het slaan met een zware hamer

Roger van Riet

Een 65-jarige gepensioneerde man werkte vaak in de tuin. Toen hij een omheining rond zijn tuin wilde aanbrengen, moest hij kleine houten palen in de grond slaan. Hij gebruikte hiervoor – in zijn rechterhand – een zware hamer. In de weken die volgden ontstond een zachte zwelling ter hoogte van het olecranon. De zwelling was hinderlijk tijdens steunen van de elleboog op een hard oppervlak, maar ook als hij zijn arm gebruikte om tegen zware voorwerpen te duwen. Na een half jaar besloot hij zijn huisarts te bezoeken. Deze stelde de diagnose 'bursitis olecrani' en aspireerde de aangedane slijmbeurs. Na een week ontstond de zwelling echter opnieuw en de slijmbeurs werd nogmaals geaspireerd. Toen ook na de tweede punctie de zwelling terugkwam, besloot de huisarts de patiënt door te verwijzen naar de orthopeed (RvR) die hem circa acht maanden na het begin van zijn klachten onderzoekt.

Status praesens

In rust zijn er geen klachten. Alleen bij duwen en steunen ontstaat enige pijn.

Inspectie

Een zwelling is zichtbaar ter hoogte van het olecranon. Er is geen sprake van roodheid.

Algemene palpatie

Er is een geringe temperatuurverhoging ter plaatse van de zwelling in vergelijking met de heterolaterale elleboog.

Functieonderzoek

- de mobiliteit is vrijwel normaal (extensie 0°; flexie 140°; pronatie 80°; supinatie 80°); bij flexie is er wat ongemak maar de andere bewegingen zijn pijnvrij;
- stabiliteit: normaal;
- weerstandstesten:
  - extensie elleboog: pijnlijk en zwakker dan aan de heterolaterale zijde: kracht 4;
  - de andere weerstandstesten, ook die van de pols, vertonen geen afwijkingen.

Specifieke palpatie

De zwelling achter het olecranon voelt zacht aan.
Palpatie van de – zeer prominente – tip van het olecranon is pijnlijk en neemt toe bij weerstand tegen extensie van de elleboog.

Interpretatie Hier is duidelijk sprake van een bursitis olecrani. Een bursitis kan primair ontstaan door mechanische irritatie, bijvoorbeeld bij steunen van de elleboog op een hard voorwerp of secundair aan een andere aandoening van de elleboog. De pijnlijke tip van het olecranon en de verzwakte en pijnlijke extensie tegen weerstand suggereren echter een onderliggend probleem.

Aanvullend onderzoek

Röntgenfoto De röntgenfoto toont botvorming in de tricepspees (*figuur 11-1*): dit komt wel vaker voor en is meestal asymptomatisch. Dergelijke botvorming rond een peesinsertie wordt een *tractiespoor* genoemd. Een tractiespoor in de triceps is aan het olecranon vastgegroeid. Bij deze patiënt is het spoor echter gefractureerd. Fracturen van grote tractiesporen komen vaak voor ten gevolge van de relatief dunne basis van het spoor. Waarschijnlijk was de combinatie van de krachtige extensie en de impact van de hamer, de oorzaak van de fractuur bij deze patiënt.

Echografie Echografie bevestigt de fractuur. De begeleidende bursitis bevat niet enkel vocht maar ook veel adhesies en sporen van een bloeding. Er wordt geen scheur van de aanhechting van de triceps gevonden.

> **Tractiespoor of osteofyt?**
>
> Een tractiespoor is geen osteofyt: osteofyten ontstaan als reactie op hoge drukbelasting binnen een gewricht. Het gewricht reageert door overmatige botvorming aan de randen van de gewrichtspartners. Hierdoor wordt het

gewricht breder. Een tractiespoor ontstaat echt door *tractie* aan een bot en is een uiting van een enthesopathie.*

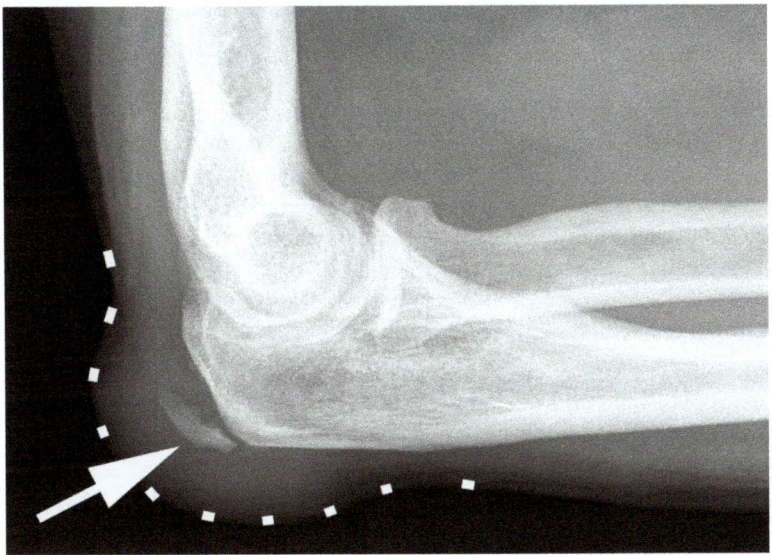

Figuur 11-1
Radiografie van de elleboog toont het afgebroken tractiespoor (pijl). De begeleidende bursitis is te zien als een wekedelenzwelling (stippellijn).

Diagnose

Fractuur van een tractiespoor

Therapie

De behandeling van een symptomatisch (gebroken) tractiespoor is operatief. Er wordt een incisie gemaakt over het olecranon. Het spoor wordt verwijderd, samen met de begeleidende bursa olecrani. De bursa is verkleefd door intrabursale bloedingen van verschillende episodes.
De triceps peesvezels insereren aan het spoor en worden voorzichtig verwijderd om de pees zo weinig mogelijk te verstoren.

Postoperatief wordt er een compressieverband aangelegd om hematoomvorming te vermijden. Patiënt krijgt NSAID's voorgeschreven om een triceps tendinitis te voorkomen. De elleboog wordt tijdelijk (maximaal twee weken) geïmmobiliseerd met een afneembare spalk. De patiënt krijgt het advies de onderarm niet zwaar te belasten gedurende de eerste zes

Postoperatief

---

* *Enthesopathie = insertietendopathie.*

weken na de operatie. Steunen op de achterzijde van de elleboog wordt afgeraden.

Follow-up Patiënt houdt zich goed aan de regels. Geleidelijk bouwt hij de belasting op en na drie maanden is hij volledig klachtenvrij.

Bespreking

Een tractiespoor van de m. triceps ontstaat door langdurige (over)belasting. De patiënt was nu met pensioen, maar had jarenlang zware manuele arbeid verricht. Door de smalle basis van het spoor kan deze breken; soms gaat dit gepaard met een plotse pijn. Vaak herinneren patiënten zich echter geen duidelijk moment. Later blijft de elleboog pijnlijk bij aanspannen van de triceps en steunen op de elleboog.

Een, vaker voorkomende, *primaire* bursitis olecrani is over het algemeen pijnvrij en meestal niet gevuld met bloed.

12 Toenemende bewegingsbeperking van beide ellebogen bij een 20-jarige vrouw die twee maanden voordien een ernstig verkeersongeluk had met hersenletsel

Dos Winkel

Een 20-jarige vrouw werd toen zij 's avonds laat van haar werk als verpleegkundige naar huis fietste geschept door een dronken automobilist, die overigens ook nog een vluchtmisdrijf pleegde. Gelukkig gebeurde dit ongeluk niet ver van het ziekenhuis waar zij werkte en was de ambulance snel ter plaatse, doordat een getuige onmiddellijk het alarmnummer 112 belde. Ook kon deze getuige een uitstekende beschrijving van de auto geven die het ongeluk veroorzaakte, waardoor de bestuurder nog dezelfde avond kon worden opgepakt.

Patiënte had ernstig hoofdletsel en al snel bleek dat zij halfzijdig spastisch-verlamd was. Toen zij na twee maanden het ziekenhuis mocht verlaten, omdat zij bij haar ouders thuis goed verzorgd kon worden, werd zij in het ziekenhuis verder ambulant behandeld. Haar behandeling bestond vooral uit oefentherapie om te trachten patiënte weer aan het lopen te krijgen en logopedie, omdat haar spraak ook ernstig gestoord was.
Omdat haar ellebogen geleidelijk steeds minder konden buigen, werd mijn mening gevraagd, toen ik voor een andere patiënt naar de fysiotherapieafdeling van het ziekenhuis kwam.

Inspectie

In stand: duidelijk beeld van een hemiplegische patiënt met een flexiecontractuur van de rechterheup en -knie. Beide ellebogen zijn ongeveer 60° gebogen. Strekken is onmogelijk. Patiënte heeft geen pijn.

Functieonderzoek

Zowel bij flexie als bij extensie van de beide ellebogen is een keiharde stop te voelen. In beide richtingen is sprake van een forse bewegingsbeperking. De maximale bewegingsuitslag is ongeveer 40°.

Palpatie

Ter hoogte van de m. brachialis van beide bovenarmen is een vrij uitgebreide verharding te voelen.

Interpretatie Na een hersentrauma, met of zonder coma (met een grotere kans wanneer de patiënt in coma was), is het mogelijk dat er in de periferie ectopische* botvorming optreedt. Bij patiënte is waarschijnlijk botvorming opgetreden in de m. brachialis beiderzijds. Deze intramusculaire verbening veroorzaakt het hier geconstateerde bothard eindgevoel. De aandoening wordt myositis ossificans genoemd en ontstaat meestal als gevolg van een stomp trauma, maar kan dus ook als gevolg van ernstig centraal neurologisch letsel in de periferie ontstaan. Het klinisch onderzoek is vrijwel diagnostisch, röntgenonderzoek maakt de diagnose zeker.

Aanvullend onderzoek

Röntgenfoto's tonen bilateraal een langwerpige ectopische verbening in de m. brachialis.

Diagnose

Myositis ossificans in de m. brachialis beiderzijds als gevolg van een doorgemaakt hersentrauma

Follow-up Over het algemeen verdwijnt een myositis ossificans vanzelf in ongeveer twee jaar. Ook in geval van voorafgaand ernstig hersenletsel met langdurig coma kan men spontane regressie van de beenmassa's en dus verbetering verwachten.[1] Helaas heb ik patiënte slechts enkele maanden kunnen volgen. Verdere therapie voor de bewegingsbeperkingen werd niet gegeven.

Literatuur

1 Verhaar JAN, Linden AJ van der. Orthopedie. Houten/Diegem: Bohn Stafleu Van Loghum, 2001:322.

---

* *Ectopisch = op een abnormale plaats. Topos = plaats.*

12a Addendum: myositis ossificans

Koos van Nugteren

Inleiding

Na een botfractuur wordt een natuurlijk genezingsproces tussen de beide botuiteinden in gang gezet. Eerst ontstaat een lokale bloeduitstorting, gevolgd door de vorming van een bloedstolsel. Omringende weefsels reageren met de vorming van cellen, zodat celrijk weefsel ontstaat tussen en rond de beide botuiteinden. Dit weefsel wordt callus genoemd. Afhankelijk van de mate van vascularisatie wordt in de callus kraakbeen of botweefsel gevormd. Uiteindelijk wordt ook het kraakbeen door enchondrale verbening omgezet in botweefsel en ontstaat een benige verbinding die weer kan worden belast.[1]

Soms lijkt het alsof het lichaam zich 'vergist' en het hiervoor beschreven proces van botvorming laat plaatsvinden in weke delen na een wekedelenletsel of na een chirurgische ingreep. In dergelijke gevallen ontstaat bot op ongebruikelijke lokalisaties zoals in spieren of in gewrichten. Vermoedelijk komt dit doordat een hematoom in bot na een *fractuur* overeenkomsten vertoont met een posttraumatisch *wekedelen*hematoom na een stomp trauma.

Na een wekedelentrauma kan er ook overmatige botvorming ontstaan aan aangrenzende beenderen. In extreme gevallen kan zelfs benige ankylose* van een gewricht optreden.

Ectopische** ossificaties komen voor:[2]
- na chirurgische ingrepen, vooral na een totale heupoperatie. Zonder profylaxe*** ontstaat in meer dan de helft van de totale-heupoperaties 'niet gewenste ossificatie' rond het geopereerde gewricht;[3]
- posttraumatisch, met name in de grote gewrichten;

---

*   *Ankylose = verstijving van een gewricht.*
** *Ectopisch = op een abnormale plaats. Topos = plaats.*
*** *Profylaxe bestaat uit het voorschrijven van NSAID's.*

- na brandwonden;
- bij dwarslaesiepatiënten;
- na bloedingen in de weke delen, bijvoorbeeld in spieren;
- idiopathisch.

Myositis ossificans

Bij myositis ossificans vindt bot- en kraakbeenvorming[4] plaats in spierweefsel. De aandoening wordt meestal veroorzaakt door een stomp trauma al dan niet gevolgd door een hematoom. Soms ontstaat de aandoening na herhaalde microtraumata, bijvoorbeeld door extreme spierinspanning. Een dergelijk proces van myositis ossificans kan ook zonder voorafgaand trauma optreden rond de grote gewrichten na ernstig hersenletsel met langdurig coma, en bij perifere verlammingsbeelden.[5] In zeldzame gevallen ontstaat de intramusculaire botvorming spontaan zonder enig voorafgaand ongeval of trauma.[6]

Het is een benigne aandoening die opvallende overeenkomsten vertoont met een wekedelentumor. Een spierbiopt lijkt dikwijls sterk op dat van een osteosarcoom, een kwaadaardige tumor van atypische mesenchymale* cellen waarin eveneens botweefsel voorkomt. Een belangrijk verschil: de benigne myositis ossificans bevat vooral uitgerijpt bot aan de rand van het ossificatiegebied, terwijl bij een echte maligniteit het meest uitgerijpte bot zich in het centrum van de tumor bevindt.[7]

Risicosporten

Omdat in ongeveer driekwart van de gevallen een stomp trauma (contusie) aan de aandoening voorafgaat,[8] lopen personen die een contactsport beoefenen een relatief hoog risico op het krijgen van deze aandoening. Rugby, voetbal en hockey zijn risicosporten.

Myositis ossificans van de adductoren van de benen wordt nogal eens aangetroffen bij paardrijders (the rider's bone).[8] Hier kan men de aandoening beschouwen als het gevolg van herhaalde microtraumata.

Verloop van de aandoening

Een myositis ossificans begint vrij acuut met een ontsteking van spierweefsel (myositis), waarna een neerslag van bot ontstaat in de spier. Dit is op de röntgenfoto te zien als een vage schaduw. Na verloop van tijd 'rijpt' de diffuse botneerslag uit tot een beenschaal. In deze toestand kan de situatie maanden tot jaren voortbestaan. De aandoening verdwijnt zonder behandeling meestal spontaan in ongeveer twee jaar.

In bijzondere gevallen kan de beenschaal vergroeid raken met het onderliggende bot, bijvoorbeeld het femur;[8] men spreekt dan van een exostose. Dergelijke exostosen zijn meestal goed palpabel.

---

* *Mesenchym = embryonaal bindweefsel dat nog niet is uitgedifferentieerd. Hieruit kunnen het latere bindweefsel, de bloed- en lymfevaten ontstaan.*

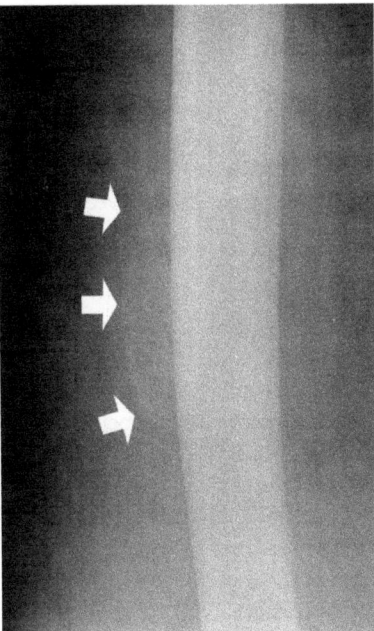 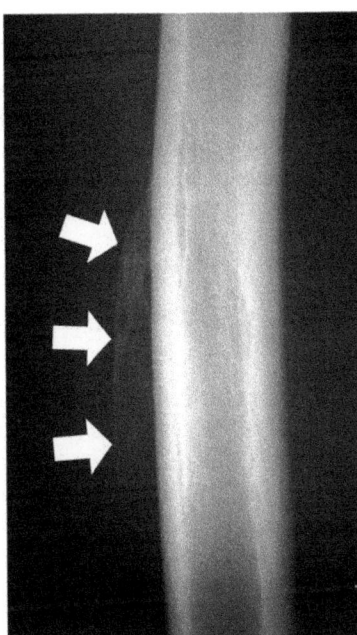

Figuur 12a-1
Een beginnende myositis ossificans is op de röntgenfoto te zien als een vage schaduw (links). Na verloop van tijd 'rijpt' de diffuse botneerslag uit tot een beenschaal (rechts).

Diagnostiek en behandeling

Een normaal genezingsproces na een spierletsel begint met een inflammatie van de spier (myositis). Tijdens deze periode van inflammatie dient de patiënt de aangedane spier te ontlasten. Sporten met een myositis kan worden beschouwd als een herhaling van het trauma; dit kan een myositis ossificans veroorzaken of verergeren.

Afhankelijk van de ernst van het letsel en bij voldoende rust, dooft de inflammatie uit in enkele dagen tot ongeveer een week. Wanneer de symptomen van inflammatie (rubor, dolor, calor en tumor) *langer* aanhouden dan twee weken en als de situatie niet duidelijk verbetert dan is de kans groot dat sprake is van een beginnende myositis ossificans. De diagnose wordt nog waarschijnlijker wanneer er een bewegingsbeperking ontstaat in het gewricht dat door de spier wordt overbrugd. Een bewegingsbeperking is te wijten aan een verminderde spierlengte; een door myositis ossificans aangedane spier is in mindere mate in staat zich te verlengen en te verkorten. Na verloop van tijd dooft de inflammatie uit en resteert een pijnlijke verharding in de spier.

Beeldvorming

In het beginstadium van de aandoening zijn er nog geen afwijkingen te zien op de röntgenfoto. Pas als voldoende bot is neergeslagen, wordt dit zichtbaar als een vage vlek in de aangedane spier. Soms is de botneerslag al na drie weken zichtbaar, maar meestal duurt het langer.[9] Als de botneerslag tot een beenschaal is 'uitgerijpt', wordt het röntgenbeeld veel duidelijker.

Therapie

Conservatief
Er is nog maar weinig bekend over de beste behandelstrategie bij een myositis ossificans. Het is nog niet bekend of en hoe de aandoening wat betreft ernst en duur is te beïnvloeden. Duidelijk is wel dat herhaalde traumata de aandoening juist kunnen veroorzaken of verergeren; men kan hieruit concluderen dat vooral gedurende de eerste maanden van de aandoening relatieve rust voorgeschreven moet worden. Vroegtijdig beginnen met sporten leidt immers gemakkelijk tot irritatie en dus tot (micro)traumata van het aangedane spierweefsel. Vermoedelijk geldt terughoudend beleid ook voor fysio-, kinesi-, en oefentherapeuten. Massage, spierrekkingen en krachttraining kunnen – wanneer deze te intensief worden toegepast – beschouwd worden als (micro)traumata en de aandoening juist verergeren. Zeer geleidelijke opbouw van de belasting zonder dat pijn wordt geprovoceerd lijkt nog het meest verstandig.

Hoewel het jaren kan duren, verdwijnt de aandoening over het algemeen vanzelf.

> Van NSAID's is bekend dat zij het genezingsproces na botfracturen nadelig beïnvloeden.[10] De snelheid van botvorming vermindert door de inname van NSAID's. Dat is een vervelende bijwerking wanneer botvorming gewenst is zoals na botfracturen. Wanneer botvorming echter *ongewenst* is, kan men juist gebruikmaken van deze bijwerking. NSAID's worden dan ook toegepast ter preventie van ectopische botvorming rond het heupgewricht na totale-heupoperaties.[3] Het is niet denkbeeldig dat ook in geval van spiertraumata ongewenste ossificatie wordt tegengegaan door het slikken van NSAID's.

Operatie
Extirpatie van de uitgerijpte beenschaal is altijd curatief.[5] Zeer belangrijk is wel dat de beenschaal *volledig* uitgerijpt is, wat 12 tot 24 maanden kan duren.[4] Wanneer een nog niet uitgerijpte en vaag begrensde neerslag van bot operatief wordt verwijderd, ontstaat altijd een recidief.

Literatuur

1. Lohman AHM. Vorm en beweging. 9e druk. Houten/Diegem: Bohn Stafleu Van Loghum, 2000:23.
2. Mondelinge mededeling van dr. J.A.M. Lemmens, docent radiologie, UMC St Radboud, Nijmegen.
3. Heide HJ van der, Koorevaar RC, Lemmens JA, Kampen A van, Schreurs BW. Rofecoxib inhibits heterotopic ossification after total hip arthroplasty. Arch Orthop Trauma Surg 2007 Sep;127(7):557-61.
4. Jarvinen TA, Jarvinen TL, Kaariainen M, Aarimaa V, Vaittinen S, Kalimo H, Jarvinen M. Muscle injuries: optimising recovery. Best Pract Res Clin Rheumatol 2007 Apr;21(2):317-31.
5. Verhaar JAN, Linden AJ van der. Orthopedie. Houten/Diegem: Bohn Stafleu Van Loghum, 2001:322.
6. Renault E, Favier T, Laumonier F. Non-traumatic myositis ossificans circumscripta. Arch Pediatr 1995 Feb;2(2):150-5.
7. Rubin E, Farber JL. Pathology. 3rd ed. Philadelphia/New York: Lippincott-Raven, 1999:1358-9.
8. Schmidt H, Freyschmidt J. Borderlands of normal and early pathological findings in skeletal radiography. Kohler/Zimmer. 4th ed. New York: Thieme Medical Publishers Inc, 1993:700.
9. Beiner JM, Jokl P. Muscle contusion injury and myositis ossificans traumatica. Clin Orthop Relat Res 2002 Oct;(403 Suppl):S110-9.
10. Harder AT, An YH. The mechanisms of the inhibitory effects of nonsteroidal anti-inflammatory drugs on bone healing: a concise review. J Clin Pharmacol 2003 Aug;43(8):807-15.

13 Persisterende pijn en bewegingsbeperking, een jaar na een gecompliceerde elleboogfractuur

Roger van Riet

Voor het indraaien van een lamp gebruikte een 70-jarige vrouw een stoel om bij het plafond te kunnen komen. Zij verloor haar evenwicht, viel van de stoel, en kwam hoogst ongelukkig op haar arm terecht. Direct was duidelijk dat de arm gebroken was en zij bezocht dan ook dezelfde dag de Spoedeisende Hulp van het plaatselijke ziekenhuis, waar direct röntgenfoto's werden gemaakt. Snel was duidelijk dat hier sprake was van een gecompliceerde, distale, intra-articulaire humerusfractuur *(figuur 13-1)*. Om een goede reductie te krijgen, moest behalve een fixatie van de gefractureerde botstukken een osteotomie van het olecranon worden uitgevoerd.

In het erop volgende jaar bleef de elleboog erg pijnlijk en de functie zeer

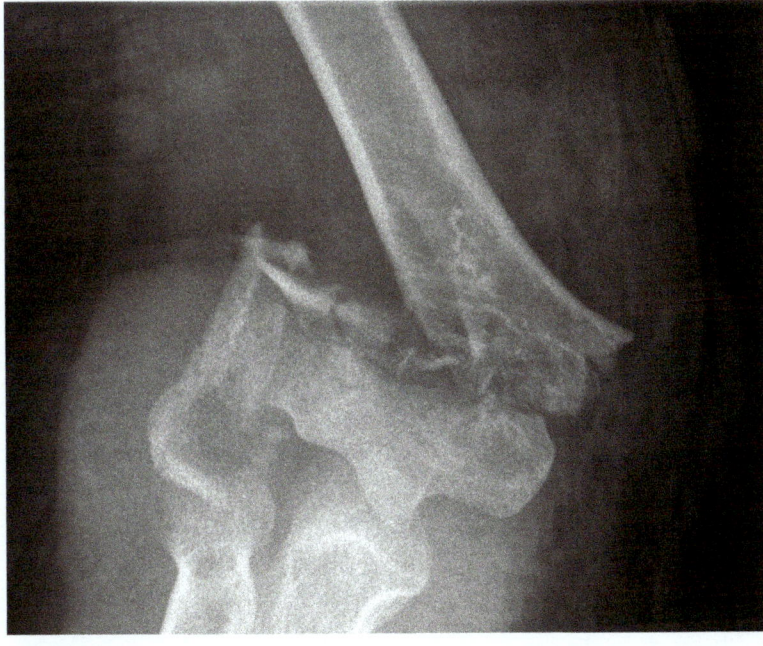

Figuur 13-1
Intra-articulaire distale humerusfractuur.

beperkt. Een jaar na het trauma en de operatie werd patiënte voor verdere therapie verwezen naar een elleboogspecialist (RvR).

Inspectie

De elleboog is gezwollen en er zijn misvormingen zichtbaar aan het gewricht. Een litteken van een operatiewond is zichtbaar aan de achterzijde. Deze is goed genezen.

Algemene palpatie

De elleboog is warmer dan die aan de contralaterale zijde.

Functieonderzoek

- mobiliteit: flexie 80°, extensie 40°, zeer pijnlijk; duidelijke crepitaties;
- stabiliteit: niet te testen als gevolg van pijn;
- weerstandstesten: niet te testen als gevolg van pijn;
- specifieke testen: geen;
- onderzoek hand en pols: geen bijzonderheden.

Palpatie

Het osteosynthesemateriaal is goed palpabel. Bij palpatie blijkt dat na de fractuur de goede anatomische verhoudingen verloren zijn gegaan. Er is sprake van een misvormde anatomie.

Aanvullend onderzoek

Röntgenfoto (*figuur 13-2*): de röntgenfoto toont de status na een osteosynthese na een distale humerusfractuur. Er is sprake van destructie van het gewricht. Verder zijn er multiple calcificaties zichtbaar en ten slotte is er een non-union van de olecranon osteotomie.

Diagnose

Ernstige posttraumatische artrose en een non-union na een olecranon osteotomie

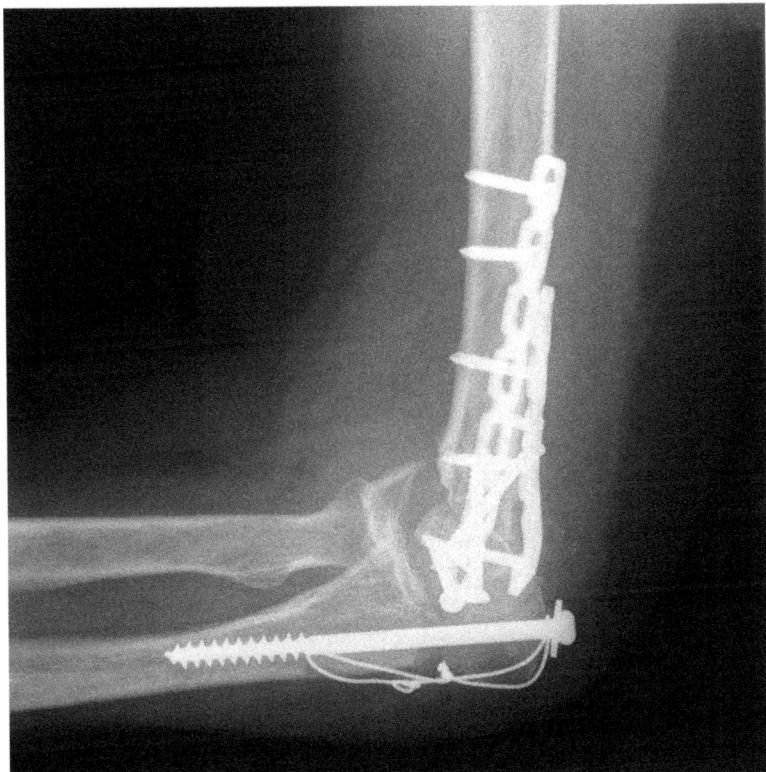

Figuur 13-2
De laterale röngenfoto toont:
– osteosynthese van de distale humerusfractuur;
– een non-union van de proximale ulna;
– een uitgesproken posttraumatische artrose.

Therapie

De behandeling van een vergevorderde pijnlijke posttraumatische artrose is operatief. Soms is het voldoende het osteosynthesemateriaal te verwijderen en dit te combineren met een artrolyse en artroplastiek. Hierbij wordt het kapsel partieel verwijderd en wordt de vorm van het gewricht aangepast door osteofyten en 'loose bodies' te verwijderen.

Bij iemand ouder dan 65 jaar met een ernstige destructie van het gewricht, zoals ook bij deze patiënte het geval was, is een totale elleboogprothese aangewezen. Het is uiterst belangrijk eerst een subklinische infectie uit te sluiten door middel van bloedonderzoek. Bij deze patiënte werd ook nog eerst het osteosynthesemateriaal verwijderd en werden wekedelenculturen genomen. De culturen waren negatief en enkele weken later werd de prothese geplaatst. Het proximale fragment van het olecranon had een te slechte kwaliteit om te fixeren. Het werd gereseceerd en de tricepspees werd via bottunnels aan de proximale ulna gefixeerd.

Een elleboogprothese wordt gecementeerd en zit daarom direct vast. De elleboog dient direct gemobiliseerd te worden om het beste resultaat te krijgen. Wondproblemen en infectie zijn gevreesde complicaties en de mobilisatie van de elleboog moet heel rustig plaatsvinden totdat de wond volledig dicht is.

Na twee weken worden de hechtingen verwijderd.

Vanwege de artificiële articulatie zijn er levenslang beperkingen. Repetitief heffen mag met een gewicht van maximaal 1,5 kg. Eenmalig heffen mag slechts met een gewicht van maximaal 5 kg.

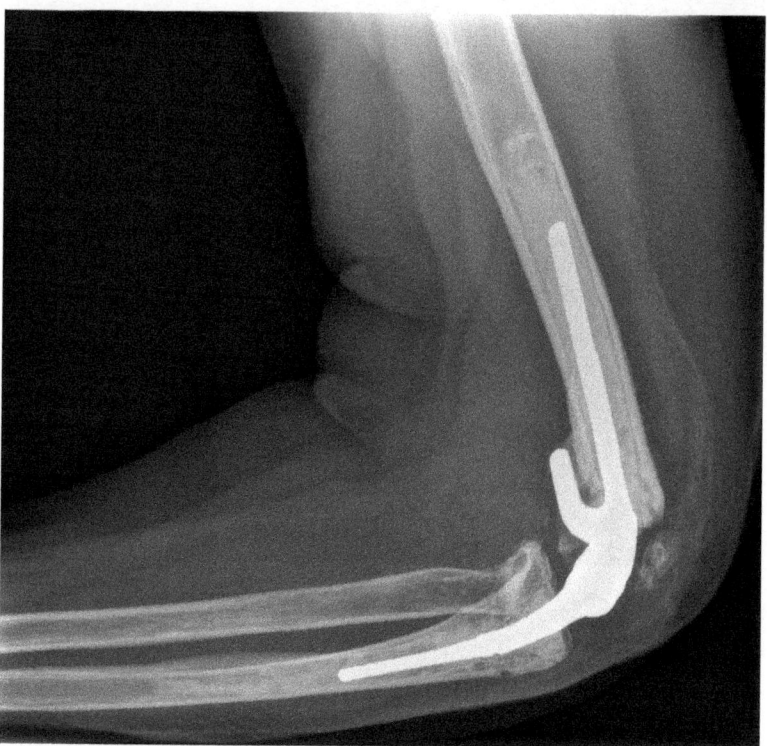

Figuur 13-3
Deze laterale röntgenfoto toont de elleboogprothese één jaar na de operatie.

13a De totale elleboogprothese

Matthias Vanhees en Roger van Riet

Inleiding

De elleboog wordt vaak als scharniergewricht omschreven. Dit is echter niet correct, want naast flexie en extensie is er rotatie van de ulna mogelijk ten opzichte van de humerus. Verder is er ook in varus- en valgusrichting enige beweging mogelijk.

De elleboog bestaat uit drie delen: de ulna, de radius en de humerus. Samen vormen zij een van de meest congruente gewrichten van het menselijk lichaam.

De drie delen hebben onderling drie verschillende raakpunten (ulnohumeraal, radiohumeraal en radio-ulnair), die elk een verschillende bijdrage leveren aan de beweeglijkheid en stabiliteit van de elleboog. Het belangrijkste gewricht voor de mobiliteit en stabiliteit is het ulnohumerale; dit is ook het grootste van de drie. Het radiohumerale gewricht is vooral belangrijk voor het overbrengen van krachten van de onderarm naar de humerus; zo wordt tot 60% van de krachten bij steunname overgebracht via het radiohumerale gewricht.[1] Het proximale radio-ulnaire gewricht bepaalt tevens de pro-supinatie van de onderarm (samen met het distale radio-ulnaire gewricht in de pols).

De stabiliteit van de elleboog wordt echter niet alleen bepaald door benige structuren, maar ook door ligamenten en spieren. Deze structuren zijn voor een groot deel verantwoordelijk voor de dynamische stabiliteit.[2]

De elleboogprothese moet er dus voor zorgen dat de kenmerken van de normale elleboog zo goed mogelijk worden benaderd.

In Amerika is het aantal plaatsingen van elleboogprothesen van 1993 tot 2007 elk jaar met 6 tot 13% toegenomen, en men voorspelt een verdere toename van 192 tot 322% tussen 2007 en 2015.[3]

Figuur 13a-1
Twee conventionele röntgenfoto's van een totale elleboogprothese.

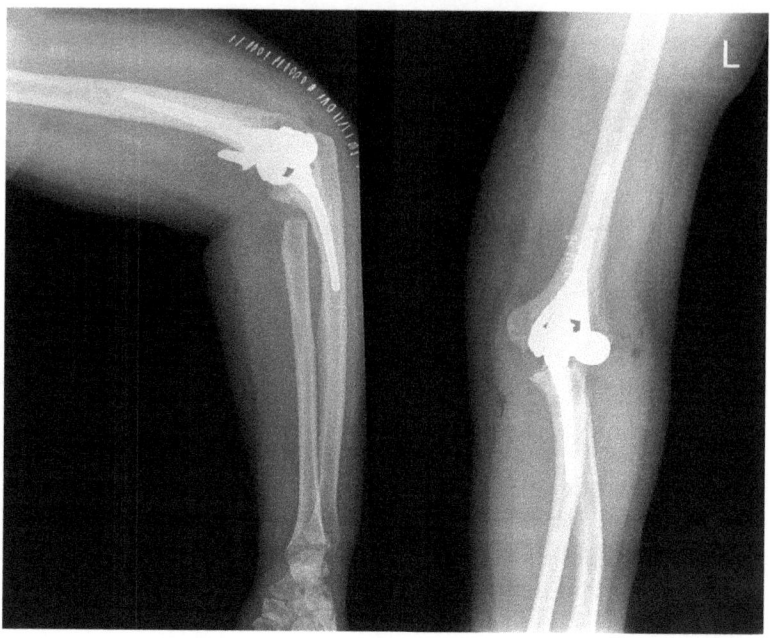

De evolutie van de elleboogprothese

In 1970 werden in de literatuur voor het eerst resultaten gepubliceerd van de moderne elleboogprothese. De chirurgische opties voor een destructie van het ellebooggewricht vóór deze periode waren eerder beperkt. Vaak werd alleen de distale humerus vervangen of deze werd simpelweg verwijderd. Ook werd soms een interpositionele artroplastiek* uitgevoerd. Deze ingrepen bleken echter onbetrouwbaar. Daarom ging men op zoek naar een andere mogelijkheid om het ellebooggewricht te vervangen door een volwaardige prothese, maar ook hiervan waren de eerste resultaten teleurstellend.

Dee slaagde er in 1972 voor het eerst in om totale prothesen te plaatsen met goede resultaten.[4] Hij was de eerste die de prothese fixeerde met cement, zodat loslating van de componenten van de prothese minder snel optrad. Hierna volgden veel verschillende ontwerpen die één ding gemeenschappelijk hadden, de humerale en ulnaire componenten waren als een scharnier met elkaar verbonden. Zoals we eerder al vermeld hebben, verschilt de biomechanica van de elleboog echter van die van een scharniergewricht. Er werden te veel krachten uitgeoefend op de componenten, waardoor vroegtijdig falen optrad.

De volgende stap in de evolutie was de ontwikkeling van de tri-compartimentele prothese zonder scharnier, die de elleboog anatomisch meer benaderde. Dit type vertoonde helaas ook veel problemen, met een com-

---

* *Artroplastiek = operatie ter verbetering van een misvormd gewricht.*

plicatieratio van 55%, wegens een gebrek aan kennis van de biomechanica.[5,6] Het grootste probleem was instabiliteit, waardoor luxaties of vroegtijdig loslaten optraden.

Stilaan werd meer bekend over de biomechanica van de elleboog, en een nieuwe stap in de evolutie van de prothese werd gezet door Morrey, die in 1979 het 'sloppy hinge'-concept ontwikkelde. Het betrof een scharnierprothese met een intrinsieke mobiliteit van 7° varus-valgusrichting. Het tweede nieuwe aan deze prothese was een uitloper die tegen de anterieure cortex van de humerus werd geplaatst. De twee innovaties zorgden voor een langere levensduur van de prothese en een duidelijke afname van het aantal complicaties. Ze worden trouwens nog steeds toegepast op de huidige prothesen.

Verschillende typen prothesen

Er zijn verschillende typen elleboogprothesen, en ze kunnen op verschillende manieren ingedeeld worden.

Het gemakkelijkst is een onderscheid te maken tussen 'verbonden' en 'niet-verbonden' prothesen. Bij de 'verbonden' prothesen zijn de humerale en ulnaire component met elkaar verbonden door een scharnier. Bij de 'niet-verbonden' prothesen is er geen scharnier aanwezig en wordt de stevigheid bepaald door de articulerende oppervlakken en de weke delen van de elleboog (ligamenten en spieren). Om varus- en valgusmobiliteit mogelijk te maken, mag het articulerend oppervlak niet breed zijn. Hierdoor worden de krachten over een kleinere oppervlakte verdeeld, waardoor sneller slijtage kan optreden. Patiënten met dit type prothese krijgen een verbod om meer dan 5 kg te tillen en mogen repetitief maximaal 1,5 kg tillen. Dit is het grootste nadeel van dit type prothese.

'Verbonden' en 'niet-verbonden'

De 'scharnierprothesen' zijn ook nog in te delen op basis van stijfheid; deze indeling werd vroeger voornamelijk gebruikt. De eerste scharnierprothesen waren een voorbeeld van *rigide prothesen*, aangezien het scharnier slechts flexie-extensie toeliet. Zoals we echter al eerder aanhaalden, leidde dit tot vroegtijdige loslating. Bij de volgende generatie van scharnierprothesen was wel mobiliteit mogelijk in de varus- en valgusrichting en deze worden dus ingedeeld in de *semirigide groep*. De huidige scharnierprothesen zijn soms zelfs minder rigide dan de 'niet-verbonden' prothesen.[7]

Rigide en semirigide

Er wordt nog steeds onderzoek gedaan naar de biomechanica van de elleboog en die kennis wordt gebruikt om de prothesen te optimaliseren. Ook onderzoekt men de prothesen die gereviseerd moeten worden (vanwege 'loosening', infectie of slijtage), om de oorzaak van falen te achterhalen.[8] Verder wordt het slijtagepatroon onderzocht, zodat men de belasting van de prothesen kan bepalen.[9]

Recent zijn er ook prothesen op de markt gekomen waarbij het mogelijk is de twee componenten van de prothese vrij te laten of te verbinden, afhankelijk van de patiënt. De voordelen van deze prothese dienen echter nog te worden onderzocht.

Ten slotte probeert men momenteel op geleide van CT de onderdelen van de prothese nauwkeuriger en consistenter te plaatsen. Een beter alignement van de prothese zou de resultaten (slijtage, instabiliteit en 'loosening') nog meer kunnen verbeteren.[10]

Indicaties

De indicatie voor het plaatsen van een elleboogprothese is meestal destructie van het gewricht, maar de doorslaggevende factoren zijn *functieverlies en pijn*. Meestal worden deze veroorzaakt door reumatoïde artritis, (posttraumatische) artrose of non-union. Net als bij prothesechirurgie voor andere gewrichten, wordt deze optie pas overwogen als andere mogelijke behandelingen gefaald hebben. Uit de literatuur blijkt dat de beste resultaten bereikt worden als de prothesen geplaatst worden bij patiënten ouder dan 65 jaar.[11] Ook mag de patiënt de geopereerde elleboog niet te zwaar belasten met het oog op een gunstige overleving op de lange termijn.[12]

Reumatoïde artritis

Een belangrijke indicatie voor het plaatsen van een elleboogprothese is reumatoïde artritis. Veel patiënten die lijden aan reumatoïde artritis en in aanmerking komen voor een elleboogprothese zijn jonger dan 65 jaar, niet ideaal dus. De prothese wordt echter minder belast dan normaal, omdat vaak ook andere gewrichten van de arm zijn aangetast. Uit studies blijkt dat de elleboog bij 20-50% van de patiënten met reumatoïde artritis is aangetast.[13] Omdat de weke delen progressief bij het ziekteproces worden betrokken, ondersteunen ze de elleboog vaak onvoldoende. Verschillende studies hebben aangetoond dat 'verbonden' prothesen in die gevallen betere resultaten geven, zeker met het oog op instabiliteit en 'loosening'.[14,15]

De afgelopen jaren is er een duidelijke daling waar te nemen van de prothesechirurgie bij reumatoïde artritis als gevolg van de toenemende effectiviteit van geneesmiddelen enerzijds en de goede resultaten van artroscopische synovectomie, al dan niet met radiuskopresectie, anderzijds.

Primaire artrose

De prevalentie van primaire artrose van de elleboog bedraagt 2%, en is dus beduidend lager dan primaire artrose van de heup of de knie.[16] Hoewel eerder werd gedacht dat het *radio*humeraal gewricht meestal werd aangetast, is nu gebleken dat, met name bij arbeiders die veel met hun handen moeten werken, artrose voornamelijk optreedt in het *ulno*humeraal gewricht.[17] Net als bij andere gewrichten zijn pijn en functieverlies de voornaamste indicaties voor een prothese. Ook wordt hier vaak voldoende resultaat bereikt met andere heelkundige technieken, zoals open of artroscopisch debridement,[18] en is een prothese de laatste optie.

Intra-articulaire fractuur

Dit is zeker niet het geval bij een intra-articulaire fractuur. Uit een recent prospectief gerandomiseerde studie blijkt dat bij primaire plaatsing van een prothese na een intra-articulaire fractuur bij patiënten ouder dan 65 jaar, er betere resultaten, minder complicaties[19] en minder revisies te verwachten zijn,[20] in vergelijking met een osteosynthese. Verder blijkt de overleving van een elleboogprothese beter, en blijken er minder complicaties op te treden bij *primaire* plaatsing, vergeleken met plaatsing in tweede fase na falen van andere therapieën.[21,22] Intra-articulaire fracturen bij ouderen zijn dus een goede indicatie voor plaatsing van een elleboogprothese. Dit geldt ook voor fracturen (extra-articulair) bij ouderen, bij wie voordien reeds uitgesproken artrose aanwezig was. Hier kan een 'verbonden' of 'niet-verbonden' prothese geplaatst worden,[23] maar intuïtief wordt vaak gekozen voor 'verbonden' prothesen.[24]

Non-union na een fractuur van de distale humerus wordt bij voorkeur behandeld door middel van interne fixatie. In sommige gevallen is dit onmogelijk, en geeft een 'verbonden, semirigide' prothese goede resultaten.[25]

Non-union

Contra-indicaties

Uiteraard zijn er ook gevallen waarbij voorkeur *niet* wordt gekozen voor een prothese. Een actieve infectie van de elleboog is een absolute contra-indicatie. Huidproblemen, zoals meerdere littekens en adhesies tussen bot en huid, samen met verlamming van de musculatuur en een gebrek aan motivatie bij de patiënt zijn relatieve contra-indicaties.[26]

Resultaten

Uit verschillende bronnen blijkt dat goede, reproduceerbare resultaten worden behaald op het gebied van pijn en functie. De meerderheid (70-93%) van de patiënten heeft op middellange en lange termijn geen of slechts milde pijn. Zowel flexie als extensie verbetert meestal tot een functionele beweeglijkheid van minstens 30° extensie tot meer dan 130° flexie. Tevens kan een goede functionele score verwacht worden bij het gebruik van zowel verbonden[27] als niet-verbonden[28] prothesen.

Om de resultaten na een elleboogprothese te kunnen vergelijken, wordt vaak gebruikgemaakt van een vragenlijst. Meestal gebruikt men de 'Mayo Clinic-elleboogscore', dit is een functionele evaluatie van de elleboog op basis van pijn, mobiliteit, stabiliteit en functie van de elleboog op een schaal van 1-100. Men spreekt van een uitstekende functie bij een score hoger dan 90, een goede functie bij een score tussen 75 en 89, en een matige en slechte functie bij een respectievelijke score van minder dan 75 en 60.

In vergelijking met eerdere ontwerpen is de duurzaamheid van de elleboogprothese sterk verbeterd. Zo ligt de tienjaarsoverleving op 92% bij de 'coonrad-morrey-prothese' (Zimmer, VS)[29] (*figuur 13a-2*) en op 77-85% bij de 'souther-strathclyde-prothese'.[30,31] Dit is inmiddels bijna vergelijkbaar met de tienjaarsoverleving van de alom geaccepteerde totale heup- (96%)[32] en knieprothesen (98%).[33]

Figuur 13a-2
De coonrad-morrey-prothese. Dit type prothese heeft een kans op een tienjaarsoverleving van 92%.

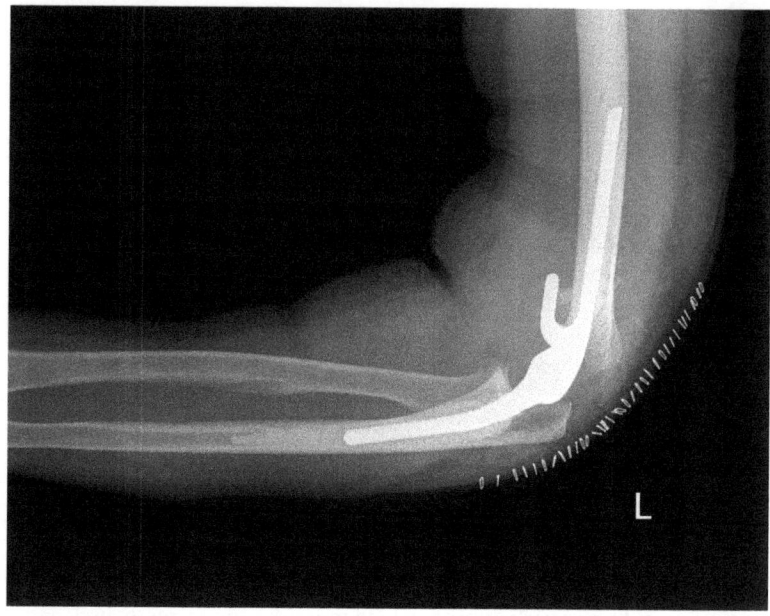

Complicaties

De meest voorkomende complicaties na plaatsing van een elleboogprothese zijn instabiliteit, loslating, infectie en nervus ulnaris irritatie.

Infectie — In sommige populaties wordt 1 tot 12% van de elleboogprothesen gecompliceerd door een infectie. Dit is een hoog cijfer, ook in vergelijking met andere prothesen. Verschillende factoren kunnen hiervoor verantwoordelijk zijn. Zo ligt de elleboog zeer oppervlakkig onder de huid, en veel patiënten zijn voor het plaatsen van de prothese al enkele keren aan de elleboog geopereerd, waardoor ze vaak ook huidproblemen hebben. Ten slotte hebben reumapatiënten, die immunomodulatoren innemen, meer kans op infecties. Net als bij de heup- of knieprothese is de behandeling van een infectie volgens een vooropgesteld algoritme superieur aan de behandeling zonder een algoritme.[34]

Loslating — De meest voorkomende complicatie bij prothesechirurgie in het algemeen is 'loslating', en ook de elleboogprothese ontkomt hier niet aan. Na tien jaar komt gemiddeld 17% van de implantaten los, en de ulnaire component is het meest aangedaan.

Instabiliteit — Zoals we eerder al hebben vermeld, is instabiliteit een mogelijke complicatie. Bij dit type (niet-verbonden) prothese, treedt het op bij 6 tot 13% van de gevallen, afhankelijk van het ontwerp. Bij de 'verbonden' scharnierprothesen wordt deze complicatie uiteraard niet gezien.

N. ulnaris disfunctie — Ten slotte wordt bij 25% van de patiënten preoperatief disfunctie van de nervus ulnaris waargenomen. Eén jaar na de operatie heeft 5% hier nog last van, en uiteindelijk treedt er helaas bij 0,4% permanente schade op.

Conclusie

De totale elleboogprothese is uitgegroeid tot een betrouwbare behandeling voor de pijnlijke elleboog met destructie van het articulerend kraakbeen, voornamelijk dankzij een betere kennis van de anatomie en biomechanica. De recente prothesen hebben duidelijk vooruitgang geboekt enerzijds op het gebied van duurzaamheid, mobiliteit en functionaliteit en anderzijds een vermindering van de pijnklachten. Een blijvende bezorgdheid is het complicatierisico, dat door de subcutane ligging bij elleboogprothesen groter is dan bij prothesen van andere gewrichten. Door verbetering van het ontwerp van de prothesen en de chirurgische techniek is de tienjaarsoverleving (92%) van de elleboogprothese te vergelijken met de meer conventionele heup- en knieprothesen.

Literatuur

1. Halls AA, Travill A. Transmission of pressures across the elbow joint. Anat Rec 1964;150:243-7.
2. Park MC, Ahmad CS. Dynamic contributions of the flexor-pronator mass to elbow valgus stability. J Bone Joint Surg Am 2004;86-A:2268-74.
3. Day JS, Lau E, Ong KL, Willams GR, Ramsey ML, Kurtz SM. Prevalence and projections of total shoulder and elbow arthroplasty in the United States to 2015. J Shoulder Elbow Surg 2010 Dec;19(8):1115-20.
4. Dee R. Total replacement arthroplasty of the elbow for rheumatoid arthritis. J Bone Joint Surg Br 1972;54:88-95.
5. Morrey BF, Bryan RS, Dobyns JH, Linscheid RL. Total elbow arthroplasty. A five-year experience at the Mayo Clinic. J Bone Joint Surg Am 1981;63:1050-63.
6. Riet RP van, Morrey BF, O'Driscoll SW. The Pritchard ERS total elbow prosthesis: lessons to be learned from failure. J Shoulder Elbow Surg 2009;18:791-5.
7. Kamineni S, O'Driscoll SW, Urban M, Garg A, Berglund LJ, Morrey BF, et al. Intrinsic constraint of unlinked total elbow replacements – the ulnotrochlear joint. J Bone Joint Surg Am 2005;87:2019-27.
8. Throckmorton T, Zarkadas P, Sanchez-Sotelo J, Morrey B. Failure patterns after linked semiconstrained total elbow arthroplasty for posttraumatic arthritis. J Bone Joint Surg Am 2010;92:1432-41.
9. Robinson E, Burke N, Douglas P, Orr J, Pooley J. Mechanism of loosening of the Souter-Strathclyde total elbow replacement evidence from revision surgery. Acta Orthop Belg 2010;76:27-9.
10. McDonald CP, Johnson JA, Peters TM, King GJ. Image-based navigation improves the positioning of the humeral component in total elbow arthroplasty. J Shoulder Elbow Surg 2010 jun;19(4):533-43.
11. Ramsey ML, Adams RA, Morrey BF. Instability of the elbow treated with semiconstrained total elbow arthroplasty. J Bone Joint Surg Am 1999;81:38-47.

12 Cheung EV, Adams R, Morrey BF. Primary osteoarthritis of the elbow: current treatment options. J Am Acad Orthop Surg 2008;16:77-87.
13 Mansat P. Surgical treatment of the rheumatoid elbow. Joint Bone Spine 2001;68:198-210.
14 Little CP, Graham AJ, Karatzas G, Woods DA, Carr AJ. Outcomes of total elbow arthroplasty for rheumatoid arthritis: comparative study of three implants. J Bone Joint Surg Am 2005;87:2439-48.
15 Prasad N, Dent C. Outcome of total elbow replacement for rheumatoid arthritis: single surgeon's series with Souter-Strathclyde and Coonrad-Morrey prosthesis. J Shoulder Elbow Surg 2010 Apr;19(3):376-83.
16 Kozak TK, Adams RA, Morrey BF. Total elbow arthroplasty in primary osteoarthritis of the elbow. J Arthroplasty 1998;13:837-42.
17 Lim YW, Riet RP van, Mittal R, Bain GI. Pattern of osteophyte distribution in primary osteoarthritis of the elbow. J Shoulder Elbow Surg 2008;17:963-6.
18 Cohen AP, Redden JF, Stanley D. Treatment of osteoarthritis of the elbow: a comparison of open and arthroscopic debridement. Arthroscopy 2000;16:701-6.
19 Cil A, Veillette CJ, Sanchez-Sotelo J, Morrey BF. Linked elbow replacement: a salvage procedure for distal humeral nonunion. J Bone Joint Surg Am 2008;90:1939-50.
20 McKee MD, Veillette CJ, Hall JA, Schemitsch EH, Wild LM, McCormack R, et al. A multicenter, prospective, randomized, controlled trial of open reduction – internal fixation versus total elbow arthroplasty for displaced intra-articular distal humeral fractures in elderly patients. J Shoulder Elbow Surg 2009;18:3-12.
21 Goldberg F, Riet R van, Schuind F. Salvage of elbow function by semi-constrained total elbow arthroplasty following a complex proximal ulnar fracture: a case report. Acta Orthop Belg 2008;74:410-2.
22 Prasad N, Dent C. Outcome of total elbow replacement for distal humeral fractures in the elderly: a comparison of primary surgery and surgery after failed internal fixation or conservative treatment. J Bone Joint Surg Br 2008;90:343-8.
23 Kalogrianitis S, Sinopidis C, El Meligy M, Rawal A, Frostick SP. Unlinked elbow arthroplasty as primary treatment for fractures of the distal humerus. J Shoulder Elbow Surg 2008;17:287-92.
24 Athwal GS, Goetz TJ, Pollock JW, Faber KJ. Prosthetic replacement for distal humerus fractures. Orthop Clin North Am 2008;39:201-12, vi.
25 Sanchez-Sotelo J, Morrey BF. Linked elbow replacement: a salvage procedure for distal humeral nonunion. Surgical technique. J Bone Joint Surg Am 2009;91(Suppl 2):200-12.
26 Gschwend N. Present state-of-the-art in elbow arthroplasty. Acta Orthop Belg 2002;68:100-17.
27 Schneeberger AG, Meyer DC, Yian EH. Coonrad-Morrey total elbow replacement for primary and revision surgery: a 2- to 7.5-year follow-up study. J Shoulder Elbow Surg 2007;16:S47-54.
28 Landor I, Vavrik P, Jahoda D, Guttler K, Sosna A. Total elbow replacement with the Souter-Strathclyde prosthesis in rheumatoid arthritis. Long-term follow-up. J Bone Joint Surg Br 2006;88:1460-3.

29 Gill DR, Morrey BF. The Coonrad-Morrey total elbow arthroplasty in patients who have rheumatoid arthritis. A ten to fifteen-year follow-up study. J Bone Joint Surg Am 1998;80:1327-35.
30 Ikavalko M, Lehto MU, Repo A, Kautiainen H, Hamalainen M. The Souter-Strathclyde elbow arthroplasty. A clinical and radiological study of 525 consecutive cases. J Bone Joint Surg Br 2002;84:77-82.
31 Lugt JC van der, Geskus RB, Rozing PM. Primary Souter-Strathclyde total elbow prosthesis in rheumatoid arthritis. J Bone Joint Surg Am 2004;86-A: 465-73.
32 Herrera A, Canales V, Anderson J, Garcia-Araujo C, Murcia-Mazon A, Tonino AJ. Seven to 10 years follow up of an anatomic hip prosthesis: an international study. Clin Orthop Relat Res 2004:129-37.
33 Epinette JA, Manley MT. Hydroxyapatite-coated total knee replacement: clinical experience at 10 to 15 years. J Bone Joint Surg Br 2007;89:34-8.
34 Achermann Y, Vogt M, Spormann C, Kolling C, Remschmidt C, Wust J, et al. Characteristics and outcome of 27 elbow periprosthetic joint infection: Results from a 14-year cohort study of 358 elbow prostheses. Clin Microbiol Infect 2011 Mar;17(3):432-8.

14 Een zeer actieve 12-jarige tennisser met progressieve elleboogpijn

Dos Winkel

Ongeveer een halfjaar geleden ontstond pijn in de rechterelleboog bij een zeer getalenteerde 12-jarige rechtshandige tennisser. De pijn was vooral aan de laterale zijde van de elleboog gelokaliseerd en voelbaar tijdens de backhandslag, tijdens serveren en bij smashen. Forehandslagen leverden veel minder problemen op. Na de belasting verdwenen de klachten meestal binnen enkele uren.

De huisarts diagnosticeerde een tenniselleboog en schreef een zalf voor. De ouders van de jongeman waren hiermee niet tevreden en bezochten met hun zoon een sportarts. Deze dacht onmiddellijk aan osteochondrosis dissecans en liet een echografie uitvoeren, waaruit bleek dat de vermoedelijke diagnose correct was.

Omdat hier sprake was van het eerste stadium van osteochondrosis dissecans vroeg patiënt fysiotherapeutisch advies.

Inspectie

Geen bijzonderheden.

Palpatie

Geen zwelling; wel drukpijn ter hoogte van het capitulum humeri.

Functieonderzoek

Passieve extensie is eindstandig pijnlijk met een iets zachter eindgevoel dan aan de niet-aangedane zijde.
 Verder geen bijzonderheden.

Diagnose

Osteochondrosis dissecans in het capitulum humeri

Bespreking

Op deze leeftijd is osteochondrosis dissecans de meest voor de hand liggende diagnose. Een tenniselleboog komt op deze leeftijd niet voor, maar wel apofysitis. Een apofysitis komt echter vaker voor aan de mediale zijde door het valgiseren van de elleboog en de trekkrachten die daarbij op de mediale epicondyl inwerken *(zie hoofdstuk 1)*. Osteochondrosis dissecans van het capitulum humeri is juist het gevolg van *compressie*krachten die aan de laterale zijde van de elleboog ontstaan als gevolg van het valgiseren van de elleboog tijdens extensie. Osteochondrosis dissecans van het capitulum humeri is de meest voorkomende oorzaak van elleboogpijn bij jongens tussen de 10 en 20 jaar die tennissen of honkbal spelen.

Echografie (goedkoop) en MRI (duur) zijn diagnostisch. Op conventionele röntgenfoto's is het eerste stadium soms moeilijk zichtbaar. Bij deze patiënt blijkt de aandoening op conventionele tomografie (röntgenfoto in één vlak) goed zichtbaar.

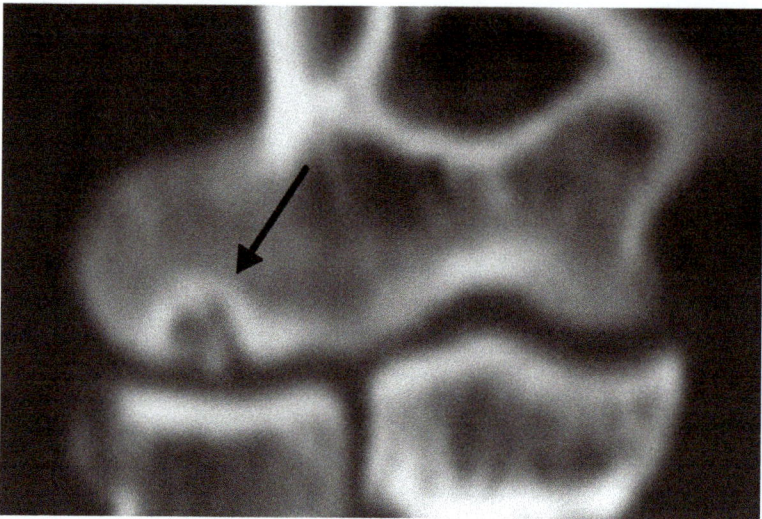

Figuur 14-1
Voor-achterwaartse conventionele tomografie van de elleboog toont duidelijk osteochondrosis dissecans.

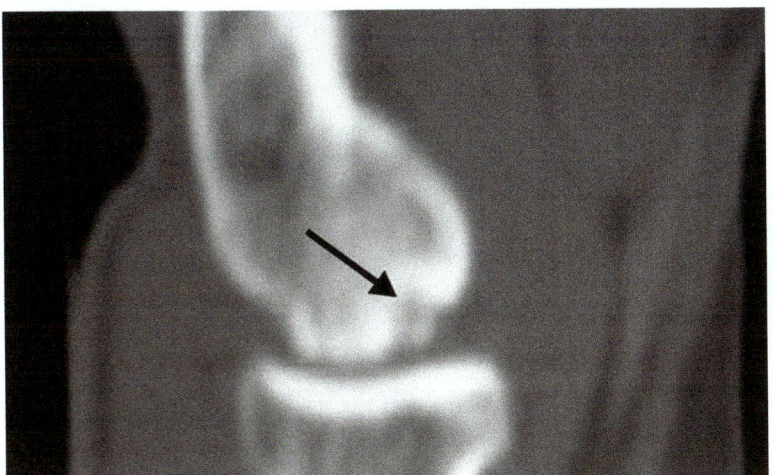

Figuur 14-2
Van lateraal genomen conventionele tomografie van de elleboog.

Therapie

Meestal is het voldoende om op het moment dat de diagnose wordt gesteld met tennissen of honkbal te stoppen. In de literatuur bestaat over de duur van het vermijden van belastende bewegingen geen eensluidendheid. Ons advies is luidt als volgt.
- In stadium 1 en 2 (*figuur 14a-1*): drie maanden geheel stoppen met tennissen of welke andere belastende sport dan ook, afhankelijk van de locatie van de osteochondrosis dissecans. Daarna wordt opnieuw door middel van beeldvorming bekeken of er geen progressie heeft plaatsgevonden naar een volgend stadium. Wanneer dat inderdaad niet het geval is, mag de tennisser weer gaan spelen, maar gedurende twee maanden zijn backhand, de service en de smash niet apart trainen. Voor andere gewrichten en andere sporten gelden soortgelijke regels.
- In stadium 3 en 4 (*figuur 14a-1*) is de therapie in principe operatief.

Literatuur

Takahara M, Shundo M, Kondo M, Suzuki K, Nambu T, Ogino T. Early detection of osteochondrosis disscans of the capitellum in young baseball players. J Bone Joint Surg 1998;80-A(6):892-7.

14a Addendum: osteochondritis (osteochondrosis) dissecans van de elleboog

Koos van Nugteren

Inleiding

Een osteochondr*itis* dissecans (in feite is het een osteochondr*osis*[*]) is een gewrichtsaandoening waarbij een scherp begrensde ischemische necrose optreedt van een deel van het subchondrale bot. Aanvankelijk blijft het gewrichts*kraakbeen* vitaal (dit ontvangt voeding vanuit de synovia), maar in een later stadium kan samen met de necrotische bothaard ook het overliggende gewrichtskraakbeen beschadigd raken. Bij een echte 'dissecans' is sprake van een loslating van het aangedane botfragment met het bijbehorende kraakbeen. Deze 'schol' komt dan als corpus liberum in het gewricht te liggen. Het komt meer voor bij jongens en bestaat in ongeveer 25% van de gevallen bilateraal. Men treft de aandoening het meest aan bij tieners en jongvolwassenen. Patiënten jonger dan 10 jaar worden zelden gezien. Ook patiënten die ouder dan 20 en jonger dan 40 jaar zijn, kunnen een osteochondrosis dissecans hebben; de aandoening kan jarenlang symptoomloos bestaan, maar als gevolg van zware belasting op het gewricht symptomatisch worden.

Er zijn vier stadia te onderscheiden:[1]
1 De beginnende subchondrale osteonecrose.
2 Een osteonecrose waarin zich een begrenzing aftekent met het omringende botweefsel.
3 Een 'dissecans in situ': het botfragment met het overliggende kraakbeen heeft zich volledig afgegrensd van het omringende bot- en kraakbeenweefsel, maar het ligt nog wel (min of meer) op zijn plaats.
4 Er is sprake van een volledige loslating, al of niet met meerdere osteochondrotische fragmenten: de 'dissecans' is een feit.

---

[*] De uitgang 'itis' suggereert een ontsteking. De uitgang 'osis' betreft een degeneratief proces.

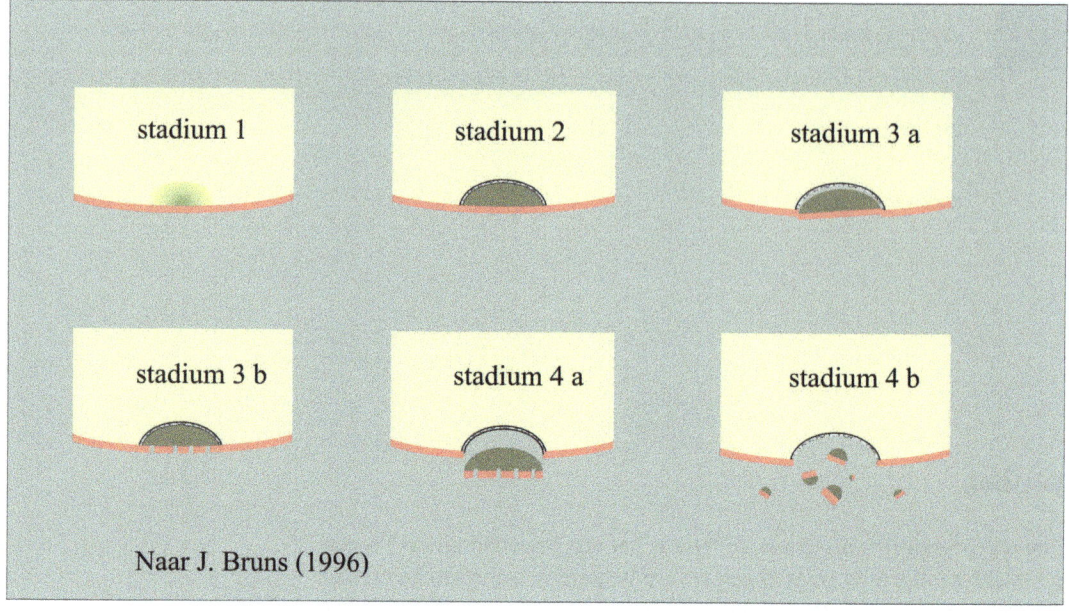

Figuur 14a-1
Schematische voorstelling van de osteochondrotische veranderingen in de verschillende stadia van de aandoening. Per stadium zijn diverse varianten mogelijk.

Beeldvorming

Beeldvormende diagnostiek bestaat vooral uit conventioneel röntgenonderzoek en MRI, waarbij met MRI ook al in het beginstadium uitstekend de diverse veranderingen in het bot zichtbaar te maken zijn. Skeletscintigrafie bezit weliswaar een hoge mate van *sensitiviteit* (toont snel aan dat er iets mis is), maar is weinig *specifiek* wat betreft de aard van de aandoening.

Artroscopie heeft als diagnostisch middel het nadeel dat het een invasieve maatregel betreft die complicaties kan meebrengen. Bovendien is voor de kleinere gewrichten veel artroscopische ervaring nodig om schade aan het gewricht te vermijden. Voordeel: men kan het gewricht ook op eventueel andere schade beoordelen en zo nodig direct artroscopisch behandelen.

De elleboog

Bij een osteochondrosis dissecans (OD) van de elleboog treedt een subchondrale necrose op van een van de gewrichtsvlakken van het ellebooggewricht. Predilectieplaatsen zijn achtereenvolgens: het capitulum humeri (*figuur 14a-2 en 14a-3*), de trochlea humeri en het caput radii. Al lang is bekend dat werpsporters en mensen met zware arbeid voor de armen (bijvoorbeeld drilboren) een verhoogd risico lopen.[4,6]

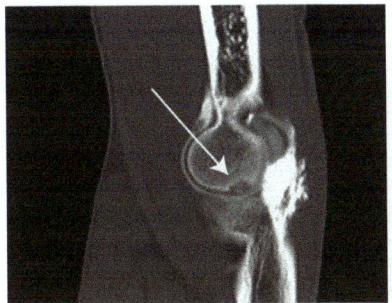

Figuur 14a-2
De pijl toont de voorkeurslocatie van de osteochondrosis dissecans: het subchondrale bot in het capitulum humeri.

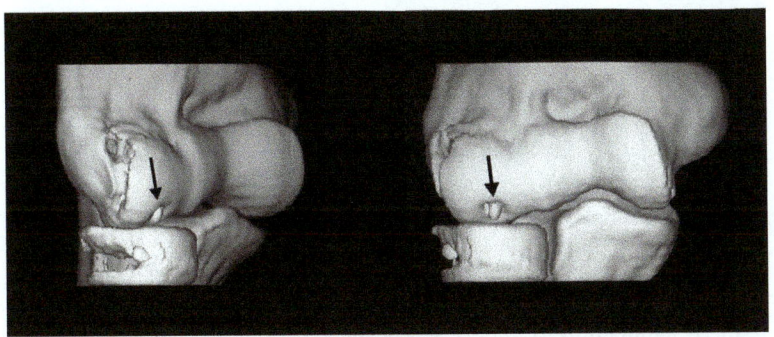

Figuur 14a-3
Driedimensionale computertomografische reconstructie van een osteochondrosis dissecans van het capitulum humeri.

Het is niet uitgesloten dat de ziekte van Panner,* waarbij een epifysaire necrose van het capitulum humeri optreedt, wat ontstaansmechanisme betreft in feite dezelfde aandoening is als een OD van de elleboog.[3] De ziekte van Panner treft echter vooral jongens op jongere leeftijd (4 tot 16 jaar met een piek rond het tiende levensjaar). Wat betreft symptomen, röntgenbeeld en prognose verschilt de aandoening echter van OD (*figuur 14a-4*).

Ziekte van Panner

Symptomen van een elleboog-OD

En beginnende elleboog-OD wordt gekenmerkt door recidiverende zwellingen met vaak lichte strekbeperkingen. Later ontstaat een belastingafhankelijke pijn en zijn blokkeringen mogelijk. Er kunnen uiteindelijk forse extensie- en flexiebeperkingen optreden in het gewricht waarbij allerlei ADL-stoornissen ontstaan (eten, haar kammen etc.). Ten slotte ontstaat ook een beperking in de pro- en supinatie.

Therapie

Essentie van de therapie is het terugdringen van de subchondrale necrose, waarbij zoveel mogelijk schade aan kraakbeen wordt voorkomen.

---

* *H.J. Panner (1871-1930) was een arts uit Denemarken die de aandoening beschreef.*

Figuur 14a-4
De cirkel toont de voorkeurslocatie van een avasculaire necrose van de elleboog (ziekte van Panner): de epifysair schijf in de laterale epicondyl.

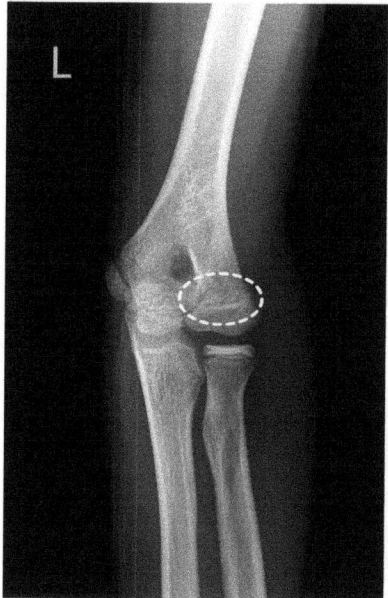

Conservatief In de stadia 1 en 2 wordt in eerste instantie conservatieve therapie toegepast. De aandoening is in deze stadia alleen in het subchondrale bot gelokaliseerd: het overliggende kraakbeen is dan nog vitaal; het kraakbeen ontvangt namelijk voeding vanuit de synovia.

Jonge mensen bij wie het skelet nog niet is uitgegroeid, hebben kraakbenige groeischijven van waaruit botgroei plaatsvindt. Bij jonge, nog niet uitgegroeide kinderen herstelt het aangedane gebied in veel gevallen spontaan. Verandering van werkzaamheden en/of sportactiviteiten is daarbij vaak noodzakelijk.

Het nut van immobilisatie of toepassing van braces is twijfelachtig. Het verstoort de gewrichtsfysiologie, de manier van kraakbeenbelasting en de propriocepsis.

Over de duur van dit verbod op hoge gewrichtsbelasting wordt verschillend gedacht. Röntgenologisch blijft de aandoening namelijk vaak nog jaren zichtbaar. Hoewel klachten na een paar maanden veelal verdwenen zijn, kan het verstandig zijn gedurende een langere periode hoge belastingen op het gewricht te vermijden. Er zijn auteurs die het verstandig vinden voor een duur van circa twee jaar – totdat het röntgenbeeld in orde is – het gewricht te ontzien.[3]

Operatie Men overweegt pas een operatie als conservatieve behandeling in stadium 1 en stadium 2 onvoldoende resultaat heeft opgeleverd. Stadium 3 en 4 worden altijd operatief behandeld. Afhankelijk van het stadium, de grootte van het defect en de leeftijd van de patiënt zijn allerlei operatieve technieken beschreven.

Een operatie van de elleboog kan open of artroscopisch *(figuur 14a-5)* gebeuren. Technisch gezien is een artroscopie van de elleboog wat lastiger dan bijvoorbeeld van een kniegewricht: de elleboog betreft een relatief klein gewricht en verder bestaat er enig risico op beschadiging van neurovasculaire structuren. Als echter de juiste voorzorgsmaatregelen genomen worden dan bestaan er uitstekende mogelijkheden voor een artroscopische behandeling. Verwijderen van corpora libera, het opboren van subchondraal gedegenereerd botweefsel, verwijderen van osteofyten, release van het anterieure kapsel, verwijderen van littekenweefsel, zijn alle mogelijk bij het artroscopisch behandelen van een elleboog. Deze manier van behandelen kan een bijzonder gunstig effect hebben op een elleboog waarin grote bewegingsbeperkingen bestaan. Fysiotherapeutische of kinesitherapeutische behandeling ter mobilisering van het gewricht is na een artroscopie sneller mogelijk dan na een open operatie.

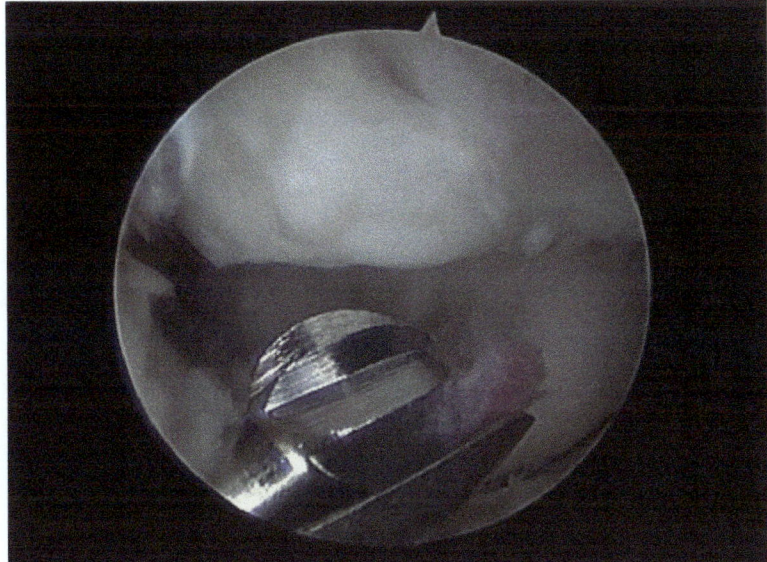

Figuur 14a-5
Artroscopische behandeling van een osteochondrosis dissecans-haard op het capitulum humeri.

Literatuur

1 Bruns J. Osteochondrosis dissecans. Stuttgard: Enke, 1996.
2 Bruns J. Osteochondrosis dissecans. Der Orthopäde 1997; 26:573-84.
3 Eichenauer M, Wödlinger R. Aseptische Necrosen und Osteochondrosis dissecans des Ellbogengelenkes. Der Orthopäde 1988;17:374-81.
4 King JW. Analysis of the pitching arm of the professional baseball pitcher. Clin Orthoped 1969;67:116-23.
5 Ogilvie-Harris DJ, Gordon R, MacKay M. Arthroscopic treatment for posterior impingement in degenerative arthritis of the elbow. Arthroscopy: The Journal of Arthroscopic and Related Surgery 1995;11:437-43.

6 Rostock P. Osteochondritis dissecans des Ellebogens und Pressluftwerkzeugsarbeid. Arch Orthoped Unfall-Chir 1933;33:449-55.
7 Sung-Jae Kim MD, Sang-Jin Shin MD. Arthroscopic treatment for limitation of motion of the elbow. Clinical Orthopedics and Related Research 2000;375: 140-8.
8 Verhaar JAN, Linden AJ van der. Orthopedie. Houten: Bohn Stafleu Van Loghum, 2001.
9 Ruchelsman DE, Hall MP, Youm T. Osteochondritis dissecans of the capitellum: current concepts. J Am Acad Orthop Surg 2010 Sep;18(9):557-67.

15 Wisselende pijn, zwelling en bewegingsbeperking van de elleboog bij een 54-jarige man

Didi van Paridon-Edauw en Dos Winkel

In de loop van een jaar ontstonden bij een 54-jarige man zeer geleidelijk wisselende pijn en bewegingsbeperking van de rechterelleboog. Patiënt bezocht voor zijn klachten verschillende keren zijn huisarts, die steeds niet-steroïde antiflogistica voorschreef. Deze medicatie hielp wel enigszins, maar de wisselende klachten bleven toch hinderlijk.

Toen de elleboog ongeveer tweeënhalf jaar na het ontstaan van de klachten onverwacht blokkeerde, dacht de huisarts aan een corpus liberum en verwees patiënt naar de fysiotherapeut. Deze kon door middel van een 'corpus liberum manipulatie' (snel uitgevoerde pronaties van de radius onder tractie van het radiohumerale gewricht) de beweeglijkheid gedeeltelijk herstellen. De blokkeringen volgden elkaar daarna echter in hoog tempo op. Manipulatie hielp niet meer. Op dat moment was er alleen nog beweging mogelijk tussen ongeveer 40 en 90°.

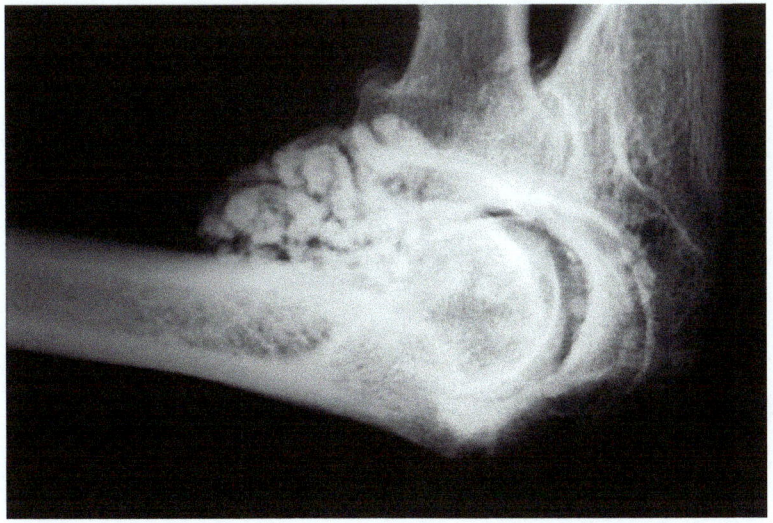

Figuur 15-1
Conventionele laterale röntgenopname van de rechterelleboog toont synoviale osteochondromatose.

Figuur 15-2
Conventionele voor-achterwaartse röntgenopname van de rechterelleboog toont synoviale osteochondromatose.

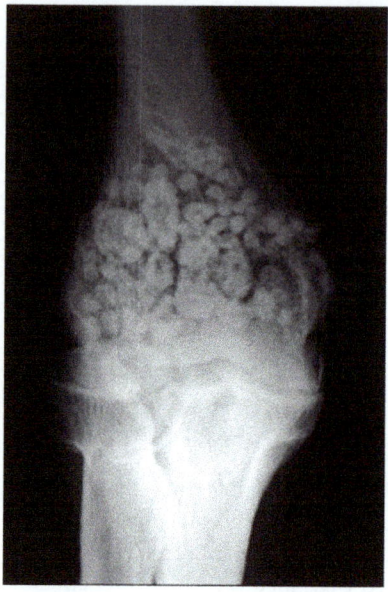

Het röntgenonderzoek dat hierop volgde toonde een spectaculair beeld van synoviale osteochondromatose.

Diagnose

Synoviale osteochondromatose

Therapie

Patiënt werd verwezen naar een orthopedisch chirurg die artroscopisch een zo uitgebreid mogelijke synovectomie uitvoerde. Bij de ingreep werden ruim honderd corpora verwijderd.

Follow-up Het postoperatieve verloop was ongestoord. Patiënt had zes weken na de operatie nog een minimale strekbeperking en ongeveer 20° flexiebeperking. De pijn was volledig verdwenen.

Bespreking

Synoviale osteochondromatose berust op een metaplasie* van de synoviale membraan. In eerste instantie betreft het een kraakbenige metaplasie: in

---

* *Metaplasie = het veranderen van een weefseltype naar een ander weefseltype.*

wisselende mate bevat het nieuwgevormde kraakbeenweefsel ook trabeculair* botweefsel. In een volgende fase wordt kraakbeen aangetroffen in poliepachtige uitstulpingen van de synoviale membraan. Dergelijke synoviale uitstulpingen vertonen op den duur degeneratieve verschijnselen, waarbij de gevormde chondromen, die bot en beenmerg kunnen bevatten, als corpora libera vrij in de gewrichtsholte kunnen terechtkomen.

De oorzaak van deze aandoening is nog onbekend.

---

* *Trabeculair = met een sponsachtige structuur.*

Bijlage I

Functieonderzoek van de elleboog

Het functieonderzoek van de elleboog wordt voorafgegaan door:
- inspectie;
- algemene palpatie om eventueel aanwezige temperatuurverhoging en zwelling van het gewricht vast te stellen.

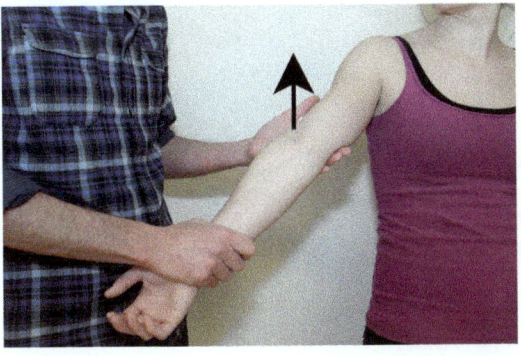

Passieve extensie.

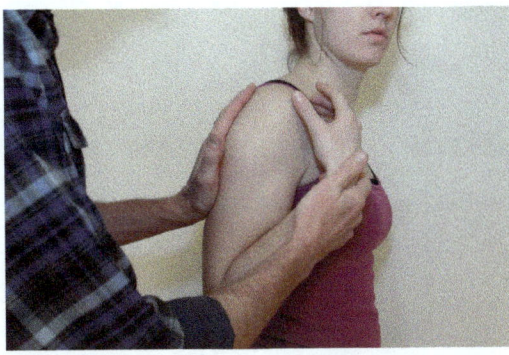

Passieve flexie.

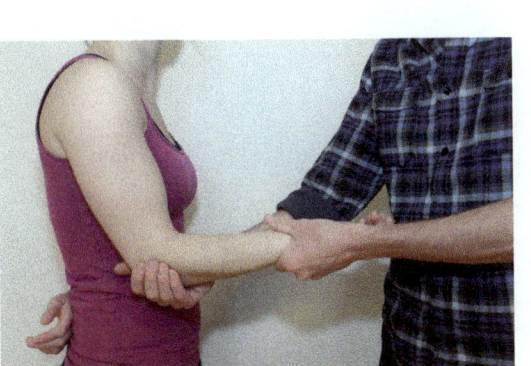

Passieve supinatie.

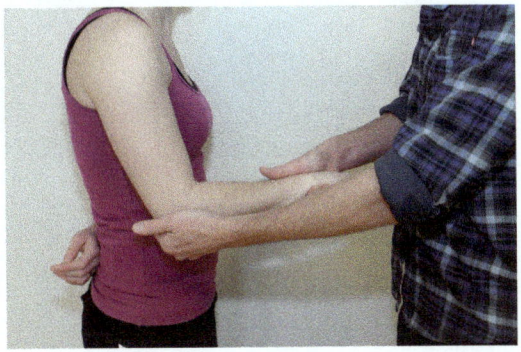

Passieve pronatie.

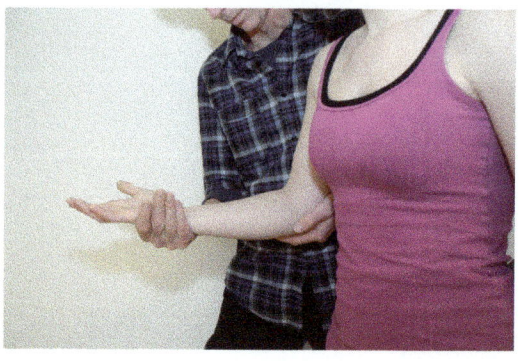
Weerstand extensie.

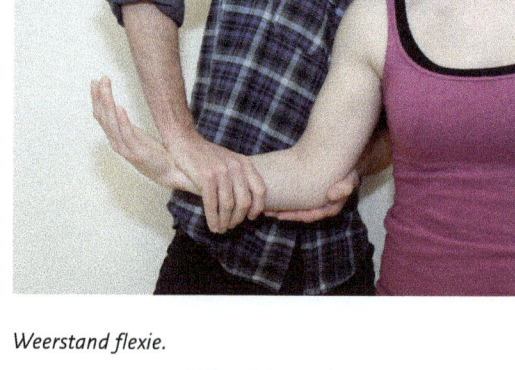
Weerstand flexie.

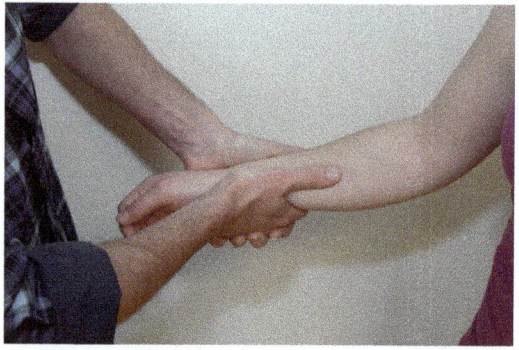
Weerstand pro- en supinatie.

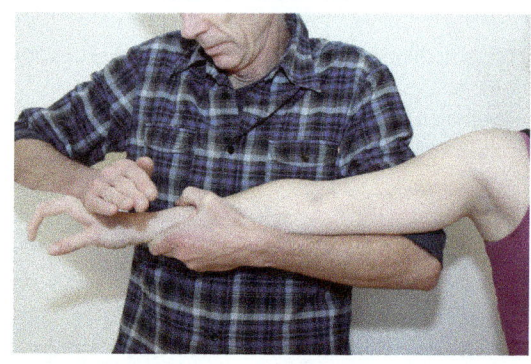
Weerstand dorsaalflexie van de pols.

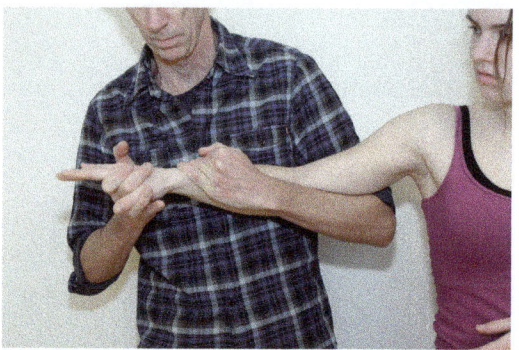
Weerstand palmairflexie van de pols.

Bijlage II

Specifieke tests voor de elleboog

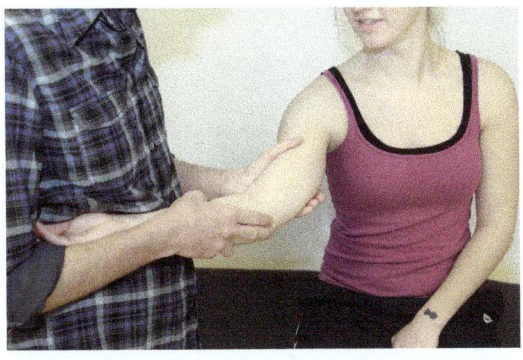

Valgusstresstest. Uitvoering: de onderzoeker geeft valgusstress bij een circa 20° gebogen elleboog en palpeert daarbij de mediale gewrichtsspleet.

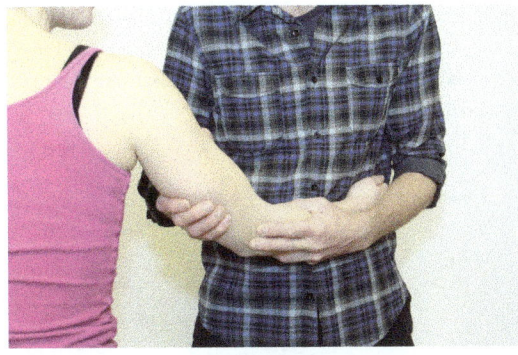

Varusstresstest. Uitvoering: de onderzoeker geeft varusstress bij een circa 20° gebogen elleboog en palpeert daarbij de laterale gewrichtsspleet.

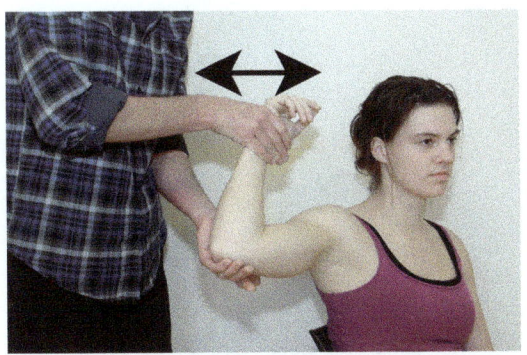

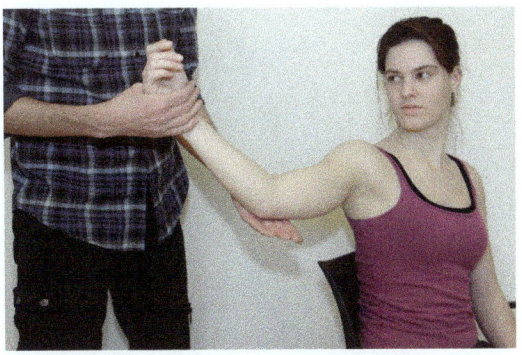

Moving valgusstresstest. Uitvoering: de onderzoeker geeft valgusstress tegen een 120° gebogen elleboog, strekt vervolgens de arm tot circa 70° en buigt de arm weer tot 120°. De test is positief bij pijn en/of afweer ('apprehension') van de patiënt.

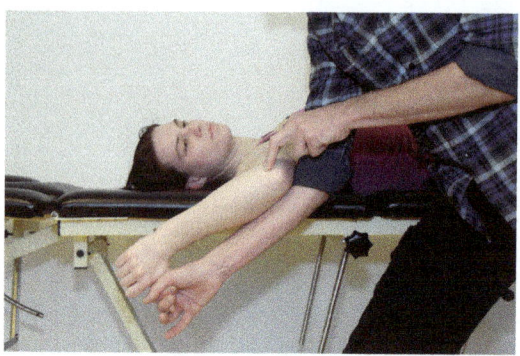

Milking-manoeuvre en modified milking manoeuvre. Uitvoering milking-manoeuvre: de onderzoeker geeft valgusstress tegen een 90° gebogen elleboog en 90° geabduceerde arm door het naar dorsaal trekken van de duim van de patiënt. Daarbij palpeert de onderzoeker de mediale gewrichtsspleet. Pijn en openen van de gewrichtsspleet wijst op instabiliteit.

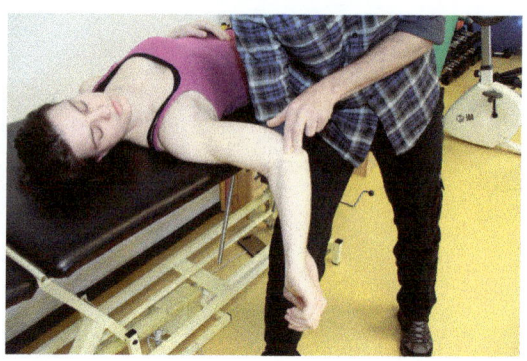

De modified milking-manoeuvre wordt uitgevoerd met de elleboog in 70° flexie.

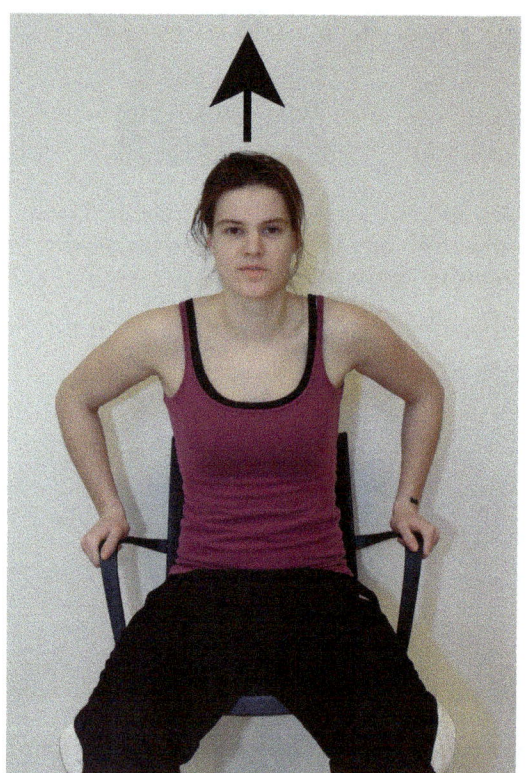

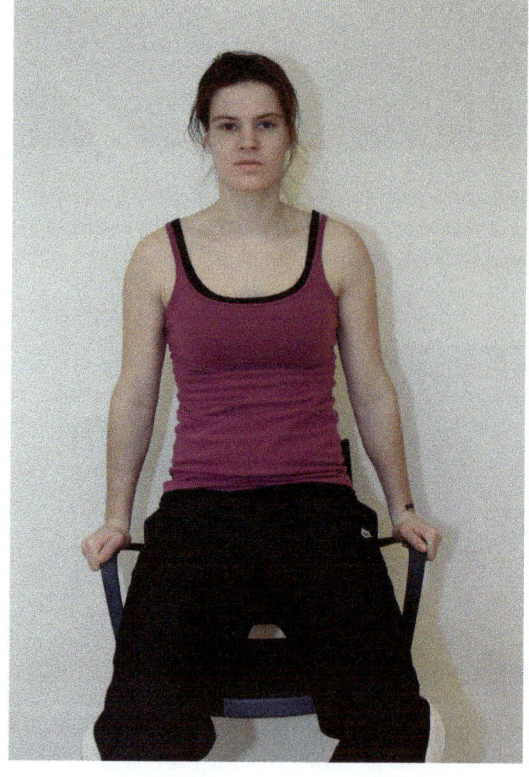

Het stoelteken. Uitvoering: de patiënt zit op een leunstoel en steunt met geabduceerde armen en gesupineerde onderarmen op de leuningen van de stoel. Vervolgens drukt de patiënt zich op totdat de armen gestrekt zijn. Pijn, afweer en/of subluxatie radiohumeraal wijst op een posterolaterale rotatoire instabiliteit.

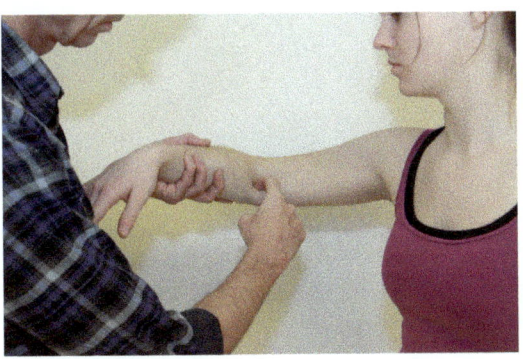

Hook-test. Uitvoering: de onderzoeker haakt met zijn wijsvinger vanaf de laterale zijde achter de distale bicepspees bij een 90° gebogen arm.

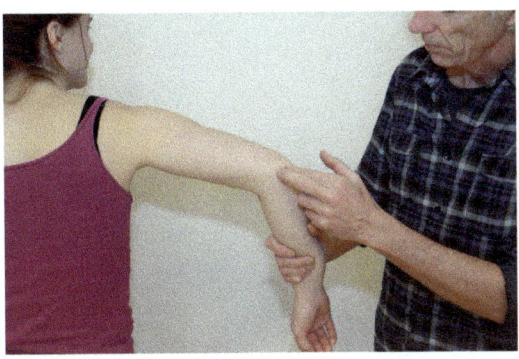

Kloptest van Tinel. Uitvoering: de onderzoeker tikt tegen de n. ulnaris in de groeve tussen de epicondylus medialis en het olecranon.

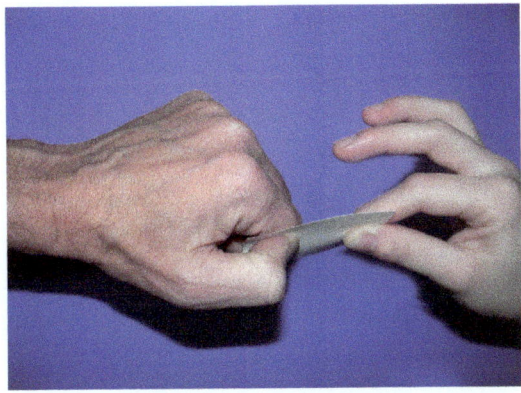

Teken van Froment. Uitvoering: de patiënt probeert aan een stuk papier te trekken met de duim gestrekt. Als dit niet lukt, zoals de hand links op de foto, dan is de test positief; dit wijst op (partiële) uitval van de n. ulnaris.

Bijlage III

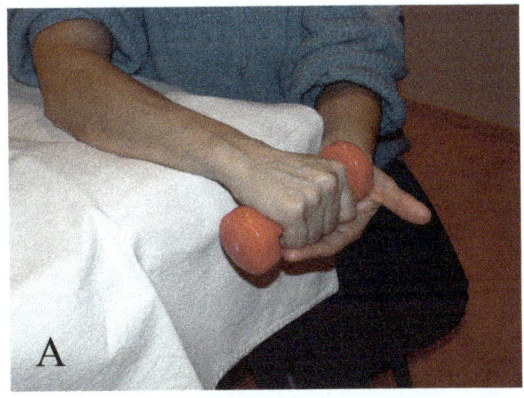

A: De linkerhand tilt de (aangedane) rechterhand met halter omhoog.

Excentrische spierversterking en rekkingsoefeningen bij een tenniselleboog

In dit voorbeeld is sprake van een tenniselleboog rechts.

Uitgangshouding:
  Zit aan een tafel; de onderarm ligt op de tafel, terwijl de hand over de rand van de tafel gehouden wordt.
  In deze hand houdt men een kleine halter (dumbbell) vast (A).
  Uitvoering van de oefening:
Oefenfrequentie: minimaal vier series van vijftien herhalingen, twee keer per dag. Zodra de oefening gemakkelijk en zonder pijn kan worden uitgevoerd, gebruikt men een zwaardere halter. Het volledige oefenprogramma duurt drie maanden.

Lichte pijn tijdens het oefenen wordt geaccepteerd.

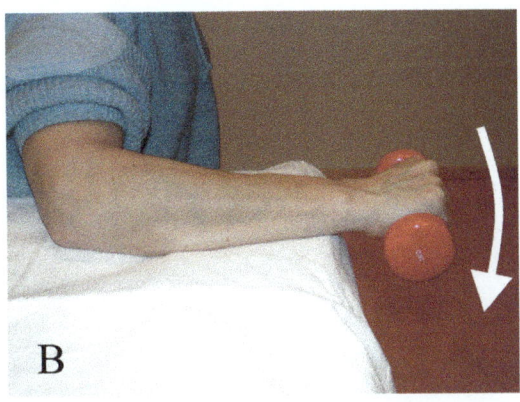

B: De rechterhand die de halter vasthoudt beweegt op eigen kracht omlaag (in circa twee seconden).

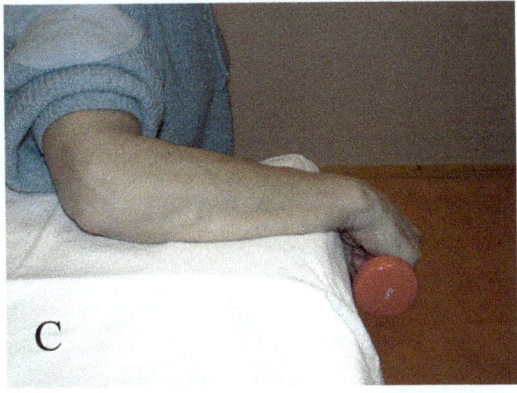

C: Eindpositie. Vervolgens wordt de rechterhand weer door de linkerhand omhoog getild (A).

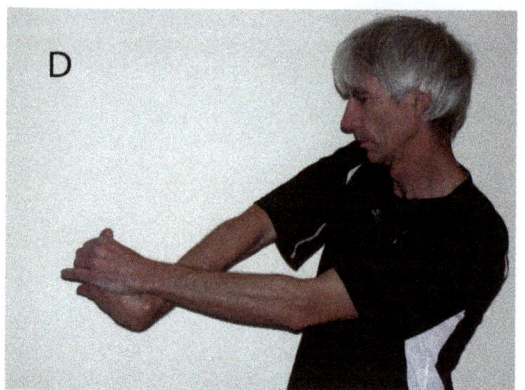 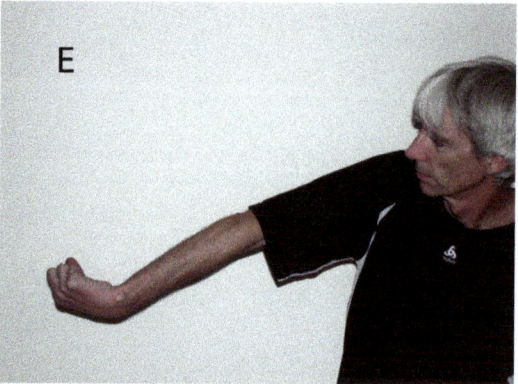

D en E: rekkingsoefeningen kunnen worden toegepast direct voor en na het spierversterken.

Voor en na de oefensessie rekt men de onderarmspieren. Dit kan passief (D) of actief (E): men draait de onderarm naar binnen en vervolgens buigt men vingers en hand, terwijl de elleboog gestrekt is. Het rekken moet steeds minimaal dertig seconden duren. Er wordt minstens drie keer gerekt.

Bijlage IV

Excentrische spierversterking en rekkingsoefeningen bij een golferselleboog

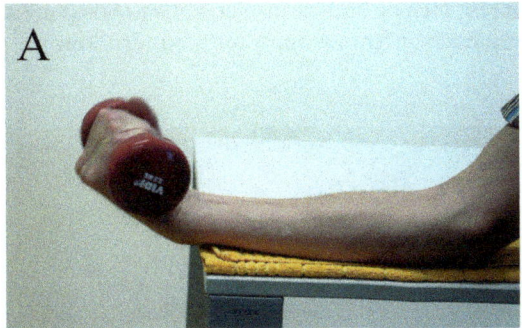

A: Men houdt een kleine halter (dumbbell) vast, terwijl de onderarm op een tafel rust. De handpalm is naar boven gericht en de pols is gebogen.

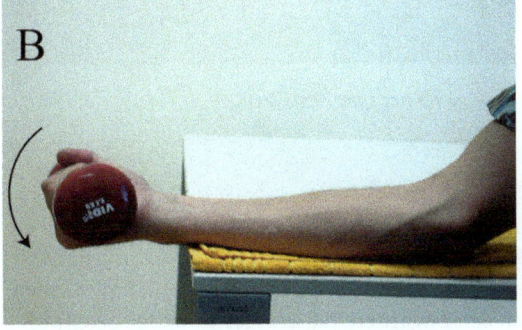
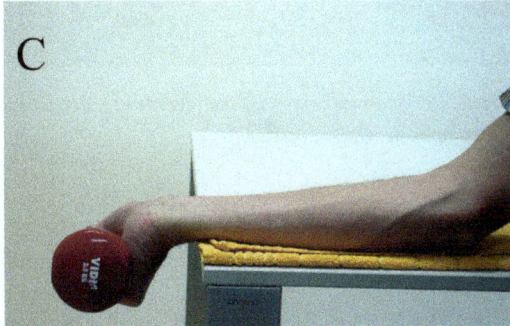

B en C: De hand wordt rustig (in ongeveer twee seconden) naar beneden gebracht.

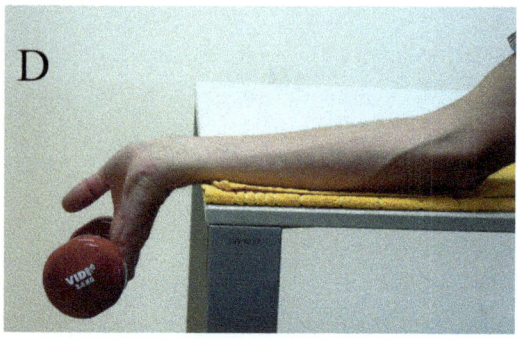
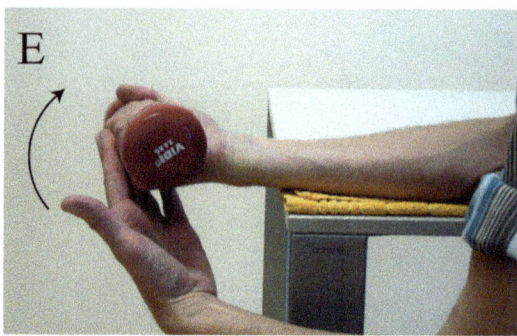

D: De vingers worden min of meer gestrekt, totdat de halter aan de vingertoppen hangt.

E: Met de gezonde hand wordt de hand met de halter weer omhoog getild.

Voor en na de oefensessie rekt men de onderarmspieren. Het rekken moet steeds minimaal dertig seconden duren. Er wordt minstens drie keer gerekt.

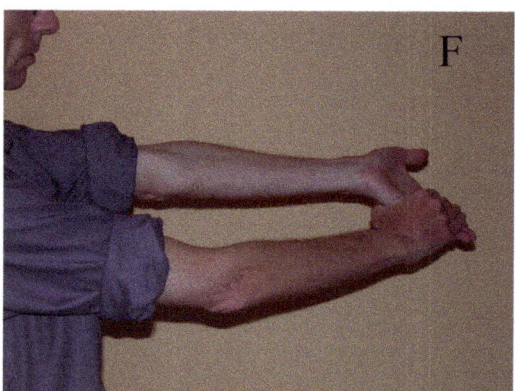
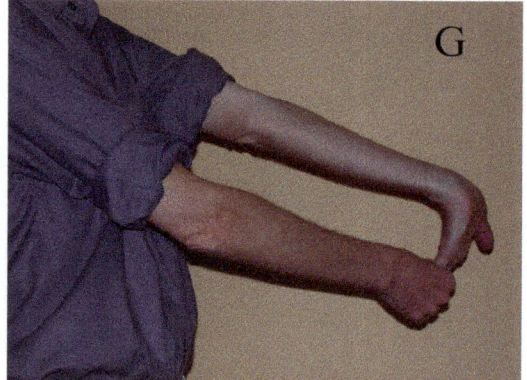

F en G: Rekkingsoefeningen kunnen worden toegepast direct voor en na het spierversterken.
F: Beginpositie; G: Eindpositie.

Trainingsfrequentie: minimaal vier series van vijftien herhalingen, twee keer per dag. Zodra de oefening gemakkelijk en zonder pijn kan worden uitgevoerd, gebruikt men een zwaardere halter. Het volledige oefenprogramma duurt drie maanden.

Bijlage V

Innervatie van de huid van de arm

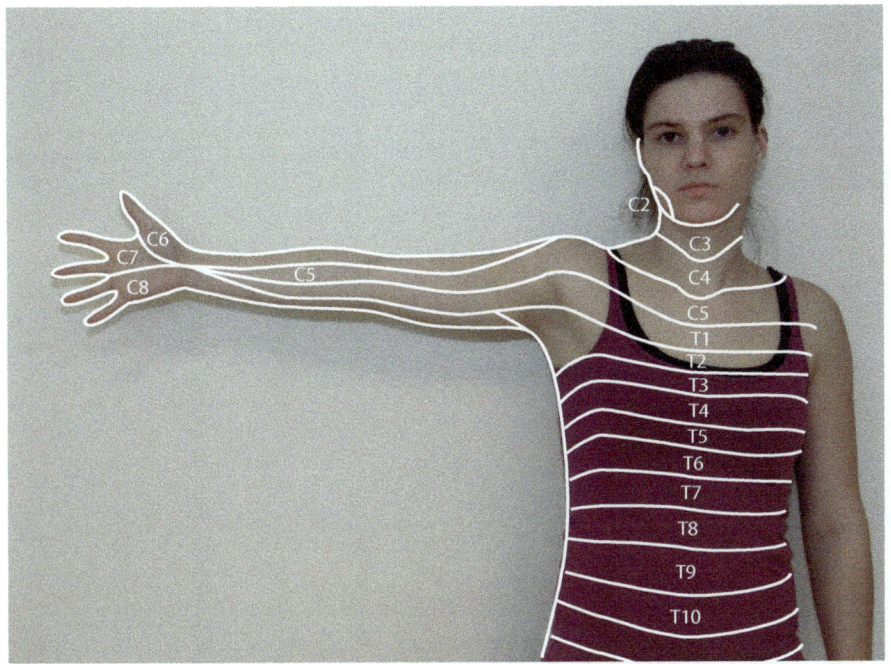

Segmentale innervatie van de arm, ventraal aanzicht.

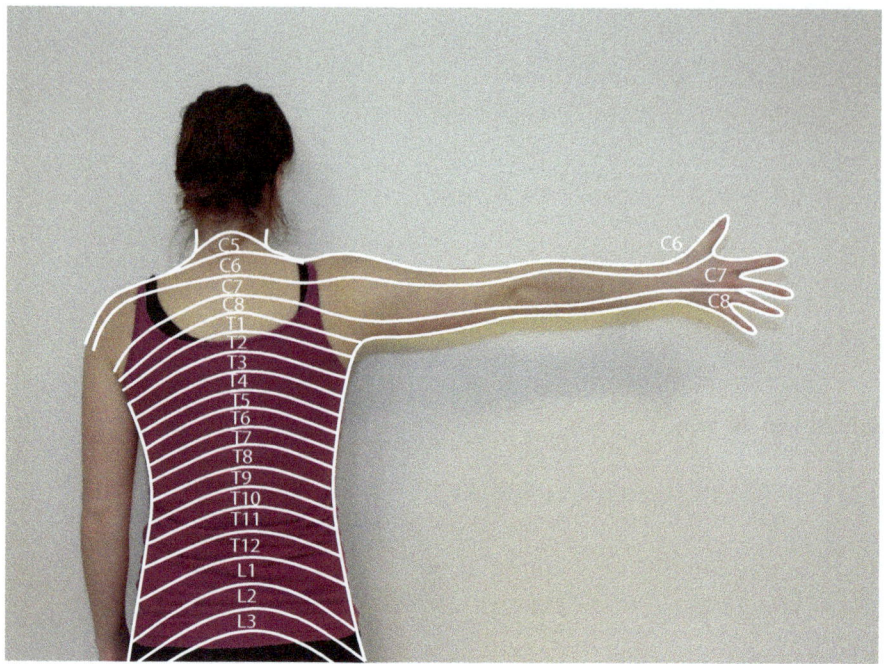

Segmentale innervatie van de arm, dorsaal aanzicht.

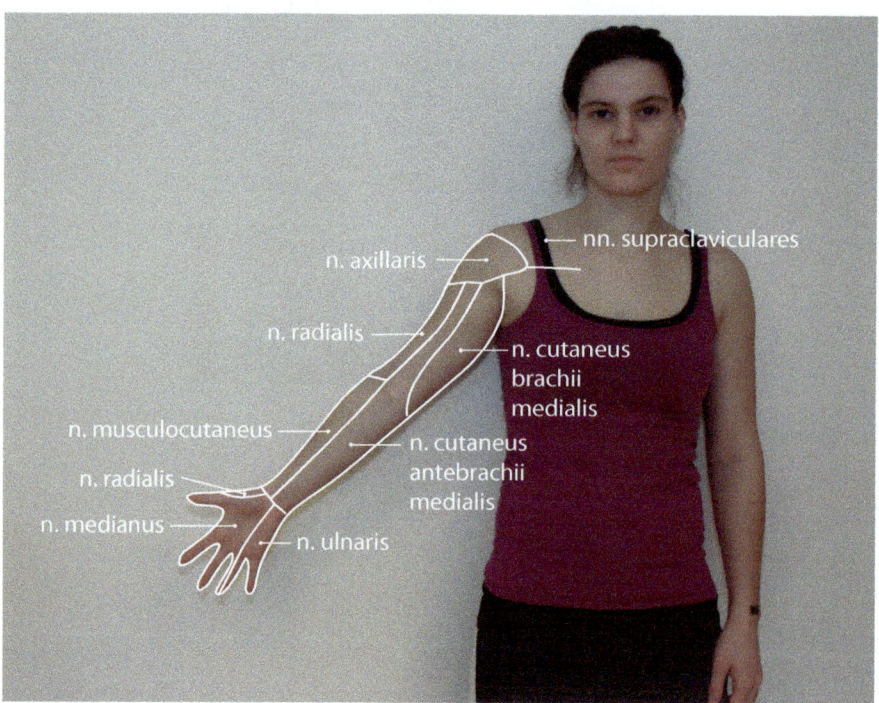

Innervatie van de perifere huidzenuwen, ventraal aanzicht.

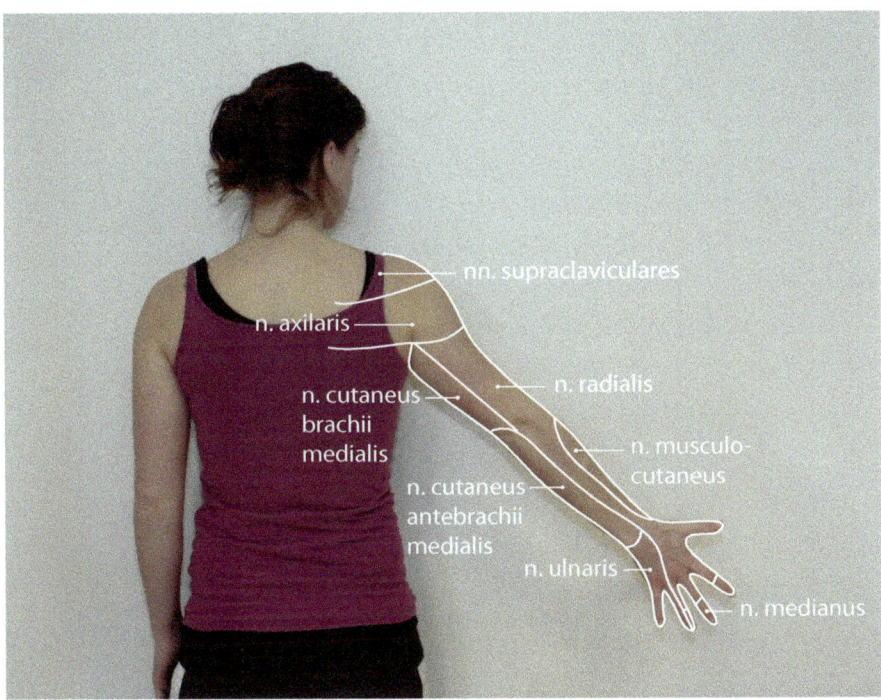

Innervatie van de perifere huidzenuwen, dorsaal aanzicht.

Register

A

abductor pollicis longus bursitis	31
adventitial bursitis	31
ankylose	93
antibiotica	85
apofyse	18
apophysitis medialis	18, 19
articulatio cubiti	9
articulatio humeroradialis	8, 9
articulatio humero-ulnaris	5, 9
articulatio radio-ulnaris	8, 9
articulatio radio-ulnaris distalis	8
articulatio radio-ulnaris proximalis	8
artrolyse	101
artroplastiek	101, 104
artrose	101
–, primaire	106

B

bicepspeesruptuur, distale	69
botvorming, ectopische	92
bugaboo onderarm	31
bursa	81
bursitis olecrani	80
–, aseptische	81
–, bacteriële	84
bursitis subcutanea olecrani	84

C

CANS	42
capitulum humeri	5, 6, 114, 119
caput radii	118
circumferentia articularis	8
collum radii	8
compartiment	41
–, laterale	43
compartimentsyndroom	41
–, acuut	41
–, chronisch	42
coonrad-morrey-prothese	107
corpus liberum	123, 125
corticosteroïden	25
cross-over syndroom	31
cubitale tunnel	53, 62
cubitale tunnelretinaculum	62
cubitaletunnelsyndroom	62

D

drukmeting, intracompartimentele	42

E

elleboogprothese, totale	103
endobutton	69
enthesopathie	89
epicondyl, mediale	13
epicondylitis	24
–, radialis	50
epicondylose	24
ESWT	47
extensorencompartiment, posterieure	43
Extracorporeal Shock Wave Therapy	47

F

fasciculus medialis	57, 65
Finkelstein	28
–, test van	29, 34
flexie – extensie	9
flexorencompartiment, anterieure	43
flexor-pronatorgroep	20
Frohse, arcade van	49

Froment, teken van	131
functieonderzoek	127

G
golferselleboog	24, 135
Guyon, kanaal van	53, 64

H
hamulus ossis hamati	53
Henry, leash van	49
hook-test	68, 131
humero-ulnaire gewricht	5
humerus	5
humerusfractuur, intra-articulaire	99
hypothenar	53

I
incisura radialis ulnae	7, 8
incisura trochlearis	5, 9
infectie	85, 108
innervatie	137
–, segmentale	137
instabiliteit	13, 108
–, posterolaterale rotatoire	14
intersectiesyndroom	28, 29, 31
intra-articulaire fractuur	106

K
kapsel, voorste	10

L
ligament	10
–, laterale	12
–, mediale	10
ligamentum anulare radii	8, 12
ligamentum collaterale radiale	12
ligamentum collaterale ulnare laterale	12
loslating	108
luxatie	13

M
m. abductor pollicis longus	28, 31, 34
m. adductor pollicis	64
m. anconeus	61
m. anconeus epitrochlearis	61
m. biceps brachii	8
m. extensor carpi radialis longus	28, 31
m. extensor pollicis brevis	28, 31, 32, 34
m. flexor carpi ulnaris	13, 62
m. flexor digitorum profundus	62
m. pronator teres	13
m. supinator	48
Mayo Clinic-elleboogscore	107
membrana interossea	12
mesenchymale cellen	94
metaplasie	124
milking-manoeuvre	130
–, modified	130
milking-test	18
mm. interossei	64
mm. lumbricales III en IV	64
mobile wad	43
motorcrossers	43
motorrijders	43
moving valgus stresstest	18
MRI	7
myositis	94
–, ossificans	92, 94

N
n. interosseus posterior	48
n. radialis	48
–, compressie van de	48
n. ulnaris	57
–, compressieneuropathie van de	54, 57
non-union	100, 107
NSAID	96

O
oarsman's wrist	28, 31
olecranon	5
onderarmcompartimenten	43
ontogenese	59
os pisiforme	53
ossificatie, ectopische	93
osteochondritis dissecans	117
osteochondromatose, synoviale	124
osteochondrosis	117
–, dissecans	114
osteofyt	88
osteosarcoom	94
osteosynthese	107
osteotomie	99

P
Panner, ziekte van	119

patella	5	–, passieve	13
peritendinitis	32	Staphylococcus aureus	85
–, crepitans	31	steile-wandklimmers	43
pivot shift test	18	stoelteken	130
plexus brachialis	57	Struthers, arcade van	59, 60
posterior drawer test	18	subcutane perimyositis	31
posterior fat pad sign	74	sulcus nervi ulnaris	60
processus coronoideus	7, 13, 76	synovectomie	124
processus styloideus radii	31		
pronatie – supinatie	9	**T**	
pro-supinatiebeweging	9	tenniselleboog	24, 133
prothese	104	tenomyosynovitis	28
–, niet-verbonden	105	teno(myo)synovitis van de polsextensoren	31
–, rigide	105	tenosynovitis	32
–, semirigide	105	tests, specifieke	129
–, verbonden	105	Tinel, kloptest van	131
		tractiespoor	88
Q		–, fractuur van een	89
Quervain	28, 34	trochlea	5, 6
		trochlea humeri	5, 118
R		truncus inferior	57, 65
radiohumerale gewricht	10	tuberositas radii	8, 69
radius	8		
radiuskop	8	**U**	
radiuskopfractuur	75	ulna	5
ramus profundus	64		
ramus superficialis	65	**V**	
rekkingsoefening	133, 135	valgusdeformiteit	54
reumatoïde artritis	106	valguskrachten	13
rider's bone	94	valguspositie	10
roeierspols	28, 31	valgusstress	20
RSI	42	valgusstresstest	129
		valgustrauma	13
S		varusstresstest	129
souther-strathclyde-prothese	107	varustrauma	13
spierfascie	41	verbening, ectopische	92
spierversterking, excentrische	133, 135		
stabiliteit		**W**	
–, actieve	13	wartenberg-syndroom	35
–, dynamische	103	WRULD	42

GPSR Compliance

The European Union's (EU) General Product Safety Regulation (GPSR) is a set of rules that requires consumer products to be safe and our obligations to ensure this.

If you have any concerns about our products, you can contact us on

ProductSafety@springernature.com

In case Publisher is established outside the EU, the EU authorized representative is:

Springer Nature Customer Service Center GmbH
Europaplatz 3
69115 Heidelberg, Germany

www.ingramcontent.com/pod-product-compliance
Ingram Content Group UK Ltd.
Pitfield, Milton Keynes, MK11 3LW, UK
UKHW051238180426
11947UKWH00013B/840